合理膳食指导关键问题100问

合理膳食指导
带你迈向健康饮食新时代

U0121104

主 编

赵杜涓
李毅萍

河南科学技术出版社
·郑州·

图书在版编目（CIP）数据

合理膳食指导 / 赵杜涓，李毅萍主编 . —郑州：河南科学技术出版社，2023.12
ISBN 978-7-5725-1404-3

Ⅰ.①合…　Ⅱ.①赵…②李…　Ⅲ.①膳食营养 – 合理营养　Ⅳ.① R15

中国国家版本馆 CIP 数据核字（2023）第 241170 号

出版发行：河南科学技术出版社
　　　　　地址：郑州市郑东新区祥盛街 27 号　邮编：450016
　　　　　电话：（0371）65788629　65788613
　　　　　网址：www.hnstp.cn
策划编辑：邓　为　张　晓
责任编辑：邓　为　张　晓
责任校对：臧明慧
整体设计：李小健
责任印制：徐海东
印　　刷：河南美图印刷有限公司
经　　销：全国新华书店
开　　本：787mm×1 092mm　1/16　印张：33　字数：610 千字
版　　次：2023 年 12 月第 1 版　2023 年 12 月第 1 次印刷
总 定 价：138.00 元

本书编审委员会

本书编委会

前言

中国的地理环境和气候多样，人们日出而作，日落而息，春种、夏耕、秋收、冬藏，一年四季的轮回中隐藏着一套严密的历法，历经千年而不衰。相比农耕时代，今天的人们与自然日渐疏远。然而，沿袭祖先的生活智慧，并以此安排自己的饮食，已经内化为中国人特有的基因。

《黄帝内经》中有"五谷为养，五果为助，五畜为益，五菜为充"的说法，其将谷物（主食）视为人们赖以生存的根本，而水果、肉类和蔬菜等是主食的辅助、补益和补充。

秦、汉时期，养生之风盛行，一些方士、医家对饮食、营养、卫生、医药等都有深入的研究，对食治、食养有很大的贡献。汉代，人们便已形成了吃早饭的习惯。此后，早、午、晚三餐制便在华夏大地沿用至今。

到了晋、唐时期，在前代饮食营养学理论的指导下，食养、食疗实践和经验的积累更为广泛和丰富，特别是对一些营养缺乏性疾病的认识和治疗取得重大成就。一些由营养素缺乏所导致的疾病，如甲状腺肿、脚气病、夜盲症等，都能认识并用有关食物进行治疗。

唐代孙思邈在《备急千金要方》中强调"若能用食平疴，释情遣疾者，可谓良工，长年饵老之奇法，极养生之术也。夫为医者，当需先洞晓病源，知其所犯，以食治之，食疗不愈，然后命药"。他还引用扁鹊的话说："不知食宜者，不足以存生也，不明药忌者，不能以除病也。"唐代的医药学家孟诜，更是从一众养生家中脱颖而出，撰写了专门论述食疗的《食疗本草》一书。

当今，随着大众生活水平的提高，人们在饮食上也非常注重养生，因为很多疾病就是由于生活方式不当，尤其是饮食不当引起的。

本书以中国营养学会组织编写的《中国居民膳食指南（2022）》为指导纲领编写而成，书中详细为大家讲述了中国膳食文化、膳食原则及搭配禁忌、膳食中的中医理论，以及合理膳食常见问题。

本套书共分为《关键问题 100 问》《孩子应该怎么吃》《老年人应该怎么吃》和《特殊人群应该怎么吃》四个分册。需要说明的是，我们选取的素材，范围较广、来源渠道多，囿于时间及水平，可能不够严谨、不够精准、不够全面，恳请读者朋友们不吝指正，以便我们再版时修订。

本套书的编撰，借鉴了众多专家学者的研究成果，选用了东济堂、本草食库药膳馆、姜龄集·岐黄饮药膳坊、君仁堂、湖畔梦杭帮菜的部分图片，在此一并致谢！

编委会

2023 年 11 月

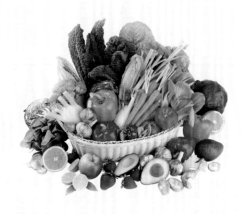

第一章

中国膳食文化

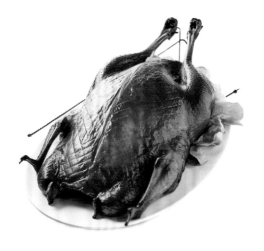

第一节 起源

中国饮食文化源远流长，素有"烹饪王国"之称。

中国烹饪不仅仅是一种技术，同时也是一种艺术，是文化，是我国各族人民辛勤的劳动成果和智慧的结晶，是中华民族传统文化的一个重要组成部分。

远古时代，我们的祖先采集野果，捕捉野兽，过着茹毛饮血的生活。

《礼记·礼运》记载：古者未有火，食草木之实，马兽之肉，饮其血，茹其毛。从生食向熟食的转化是人与动物相区别的标志之一，是人类发展史上一个重要的里程碑。而用火加工食物更是人类进化的一个重要标志，也可以说是人类饮食文化的起点。

火的运用和控制促使了陶器的产生。陶器发明以后，被用作炊具和食具，釜、鼎、鬲、甑是早期出现的陶制炊具，陶制炊具的使用标志着烹饪技术的第一次飞跃，人类真正进入了烹饪时代。公元前21世纪，原始社会解体，中国进入奴隶社会阶段。从夏到秦，我国先民的烹饪技术得到了迅速发展。《吕氏春秋·本味篇》记载了商代名臣伊尹以"至味"说汤的故事，叙述了商汤之时的烹饪状况，提出了烹饪理论的一些基本论点。《吕氏春秋·本味篇》是我国历史上最早的一篇烹饪理论文章。

黄河流域最早的名菜——周八珍，标志着先秦烹饪技术达到一定水平。八珍是周代宫廷名菜，对后代影响深远，成为烹饪中特定的名词。周代还盛行饮食疗法，专门设有"食医"一职。

秦、汉到隋、唐，是我国封建社会的发展时期。汉代是我国历史上一个承前启后的重要朝代，这一时期的烹饪技术日趋成熟。张骞出使西域，开通了一条丝绸之路，发展了我国与西域各国的关系，既引进了西域食品，同时也将中国的饮食文化推向了世界。

魏、晋、南北朝时期是中国各族人民文化和生产技术的大交流、大融合时期，同时也促进了我国饮食文化的发展。这一时期与饮食相关的重要历史文献是北魏贾思勰的《齐民要术》。

隋、唐、五代在食疗方面有突出成就，主要体现在唐代名医孙思邈撰写的《备急千金要方》，这是我国现存最早的食疗专论。

宋代是我国饮食史上的一个昌盛时期，其最突出的特点是都市饮食市场的形成与发展空前繁荣，这可以从北宋宫廷画家张择端的《清明上河图》中得到印证。

从两宋到元、明、清，我国烹饪理论已达到相当高的水平，如元代忽思慧的《饮膳正要》、清代袁枚的《随园食单》，特别是袁枚的《随园食单》，更是将中国烹饪理论推向了一个成熟阶段。

我国幅员辽阔，又是一个统一的多民族国家，各地区的自然环境、生活方式、风俗习惯等有很大差别，这是我国地方菜系形成的物质基础。所谓菜系，是指在一定区域内，因其独特的物产、气候、历史条件和饮食习俗的不同，经过漫长的历史演变而形成一整套自成体系的烹饪技艺，并被全国各地承认的地方菜，体现的是传统医学里药食调配"因地制宜"的原则。

第二节　菜系

中国菜是一个宽泛而又模糊的概念，很难用准确的词语来形容。中国地大物博，拥有 34 个省级行政区和 56 个民族，每个民族都有自己的饮食传统。

中国地方菜系的丰富程度堪比一个大洲。中国地形复杂，气候多样，从肥沃的长江流域、黄河流域，到海拔高的青藏高原，再到内蒙古的半干旱草原，各具特色，各地的传统饮食更是花样繁多。

本节内容主要帮助大家了解中国各地区饮食文化的特色，看地理条件和气候状况如何影响某一地区的饮食习惯。东南沿海与中原地区的饮食习惯截然不同，其口味也大相径庭。如果要对中国各地的典型口味进行一个总的概括，那就是：北（山东）咸、东（安徽、江苏、浙江）酸、南（广东和福建）微甜、中西（湖南、四川）辣到钻心肝。这些地区的菜肴构成了中国的八大菜系。

除了这些菜系，其他地区的地方菜特色既受到周边主菜系的影响，同时也融合了所在地区的民族传统。

一、八大菜系

（一）安徽菜

安徽菜历史悠久，以刀工和烹饪技法见长。安徽菜讲究食补，时常将茶叶作为烹饪的食材。安徽九华山是中国佛教四大名山之一，九华山素斋闻名全国。

安徽菜可分为三种代表性地方菜肴：徽州菜、芜湖菜，以及淮河菜。徽州菜是安徽菜的主流，善用炒、炖、焖和煨等烹饪技法。长江沿岸的芜湖地区则以烹饪家禽和淡水鱼见长，使用蒸、熏、烩、熘和煨等烹饪技法，烹饪的特点是重油。淮河地区以豆腐和咸辣的重口味菜肴闻名，烹饪技法主要有烤、熏、烩和熘。

安徽菜中的代表菜有朱洪武豆腐、绩溪干锅炖、李鸿章杂烩、符离集烧鸡等。

（二）山东菜

鲁菜主要分为胶东菜、西南菜、济南菜、泰素菜、孔府菜。胶东半岛的食材以海鲜为主，招牌菜有醋烹大虾。山东省西南部的醋熘鲤鱼、清蒸鳜鱼等都十分有名。

济南是山东的政治中心和商业中心，济南名菜有九转大肠等。

泰山庙宇众多，所以斋菜最为出名。山泉、豆腐和新鲜蔬菜就是最好的食材。招牌菜有软烧豆腐等。

孔府酒宴频繁，发展出刀工精巧、五味调和的菜肴，并以鲍鱼、海参、鱼翅、鱼肚为原料，创造出一系列新菜。孔府菜绝大部分都是宴席菜，对鲁菜产生了深远的影响。葱烧海参和原壳扒鲍鱼是孔府菜的两道名菜。

（三）江苏菜

江苏菜主要分为四种：淮扬菜、南京菜、苏锡菜和徐海菜。

淮扬菜的主要特色是刀工精巧，如文思豆腐，要把一块豆腐切得轻薄如丝线。此外，淮扬菜口味较为清淡。代表菜有清炖狮子头、鸡火干丝、扬州炒饭等。

南京是江苏省省会，也是六朝古都。作为政治和经济重镇，南京在周边地区烹饪技法的基础上发展出独有的风格。养鸭业在南京是一门大产业，南京的盐水鸭全国有名。炖生敲则

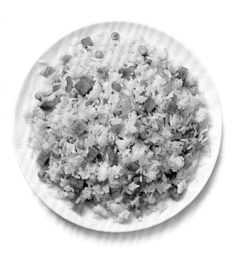

是另一道不容错过的南京名菜。

苏州、无锡地处长江三角洲，河流、湖泊众多，淡水物产相当丰富。清蒸大闸蟹配醋食用，是当地的绝佳美食。另外还有叫花鸡和无锡酱排骨等招牌菜。苏州的点心也是不容错过的美味。

徐海指的是江苏徐州向东，陇海铁路至连云港一带，饮食文化深受相邻的山东的影响。徐海菜包括凤尾大虾和韭菜花炒鱿鱼等。

（四）福建菜

福建菜（闽菜）大致可分为三个流派：闽北菜、闽西菜和闽南菜。闽北菜以福州菜为代表，特点是精致清淡，注重汤菜。福州名菜"佛跳墙"，是由鱼翅、海参、蘑菇、火腿等食材做成的汤羹，需要焖煮五六个小时。

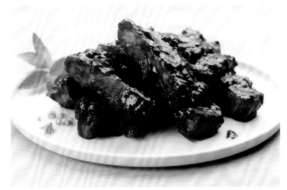

闽西菜与客家菜有很多共同点，主要食材均为山珍。当地人将竹笋、萝卜、豆腐、甘薯、猪肉、鱼肉等食材制成干菜，为菜肴增加了独特的风味。闽南菜则偏甜一些，食材多为海鲜，尤其是贝类和甲壳类食材。

红蟳米糕、荔枝肉、南煎肝、鸡汤氽海鲜、爆糟排骨、宁化豆腐丸都是福建名菜。

（五）浙江菜

作为八大菜系之一，浙江菜（浙菜）有四大地方菜系：杭州菜、绍兴菜、宁波菜和温州菜。坐拥美丽西湖的杭州可谓物华天宝，这一点也体现在杭州菜上。杭州菜清淡少油，以炒、爆、烩、浸、渍、蒸、氽、熘等烹饪技法见长，善用红醋和酒烹制鱼肉大菜。名菜有东坡肉、蜜汁火方、腌笃鲜等。绍兴菜多使用隔水炖、蒸、熘和加酒腌制的烹饪技法。具有代表性的菜式包括绍兴梅干菜蒸五花肉、腌猪手等。

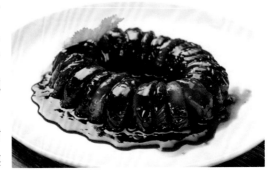

宁波紧邻东海，以红烧河鳗、雪菜大汤黄鱼等鱼类菜式闻名。宁波菜

常见的烹饪技法有炖、蒸、炒和加姜、葱、酒隔水蒸。

位于浙江南部的温州是一座沿海城市，以淡水鱼和海鲜菜肴见长。较为有名的菜式包括花蛤炒蛋、蜜汁凤尾鱼，以及河鱼杂炖。

（六）广东菜

广东温和的气候使当地人终年都能获得新鲜的蔬菜、肉类和活鱼。人们可以在市场买到当天采摘的蔬菜，市场里的鸡、猪和牛也是当天宰杀。淡水鱼和海鱼售出前则一直养在鱼缸里。这些食材都会在当天加工并送到人们的餐桌上。

新鲜是广东菜（粤菜）的精髓。因此，炒和蒸是广东人最常用的烹饪技法。不论蔬菜是否与肉同炒，都须经高温快炒，以保持脆爽口感，同时保留蔬菜中的大部分维生素和营养物质。鱼则通常使用姜片和大葱清蒸，火候要一分钟不多一分钟不少。一道火候恰到好处的清蒸鱼往往是评价一家餐馆水平的标杆。

鸡肉是广东人餐桌上必不可少的食材（无论是日常食用，还是祭祀、庆祝）。白切鸡和贵妃鸡是广东菜的两道代表菜。

猪肉则是广东人餐桌上的标配，酸甜排骨、蜜汁叉烧和烤乳猪是很多人都钟爱的美食。牛肉是广东人最钟爱的食材之一。柱侯牛腩是最受欢迎的菜式之一，配米饭或面条皆可。

老火靓汤也极富广东特色，广东人烹制老火靓汤时会在不同季节加入不同种类的中草药，以强身健体。

点心则是广州特色，需要通过极其精巧的手工，将各式食材包成一口一个的小食，用来当早餐或午餐。

顺德乡下有许多池塘，养有各种各样的淡水鱼，其中做法最多的就是鲮鱼。做鱼，无论是蒸、炒、煎、炸，还是做成鱼丸，都是顺德菜的特色之一。鲮鱼是许多经典顺德菜的主要食材，如煎酿鲮鱼和芋丝鲮鱼球，都是不容错过的美食。顺德人喜欢用乳脂含量丰富的水牛奶制作美味的炸鲜奶，这也体现出顺德人善用日常食材做出美味佳肴的能力。

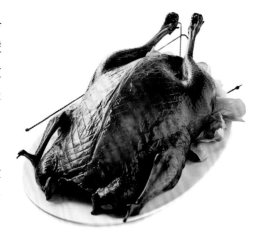

由于山区农耕环境艰苦，客家菜一般都较为简单朴实。客家菜多用野菜、动物内脏等食材，这些食材通常产于山林，

很少取自海洋。客家人喜欢保留食材的本味，不喜欢用太多香料或调料。蒸、炆、炖、炒是客家人最常用的烹饪技法，油炸菜式较少。

因为客家文化属于稻作文化，所以很多客家菜式与大米有关，客家水粄、炒算盘子、客家茶粿就是其中的代表。而盐焗鸡是客家简单烹饪的典型例子，加入腌菜和其他一些辅料的梅菜扣肉也是一道经典的客家菜。

潮州位于广东东部，与福建接壤，北部则被大山包围，南边是大海。所以，潮州菜兼具稻作文化和海洋文化的特色。

粥，是潮州的特色美食，无论一日三餐，还是吃点心时都可以享用。潮州人相信，吃过大鱼大肉之后喝一碗粥可以让胃更舒适，让这顿大餐更加完整。

潮汕人特别擅长腌渍食物，当地的市场里到处都是腌菜和甲壳类动物。这些腌菜中有一些用于烹饪菜肴，但大多数都是用来就粥吃或当零食。酱料也是潮州菜的重要组成部分，普宁豆酱、梅子酱、陈皮酱、橘子酱、沙茶酱和橄榄菜是其中的代表性酱料。

海鲜赋予了潮州菜独有的风味，潮州人喜欢将各种海鲜一起炒、炸、蒸、熏、炖。冻蟹、炸虾枣和烟鲳鱼都是典型的潮州菜。

潮州渔民出海时一般会带上一大袋盐，用来腌制不适合运到市场贩卖的鱼。渔民们把那些鱼放到竹篮里，用盐腌上几小时，再放入海水烧开，然后放到一旁冷却。这道名为鱼饭的美味也可以在家烹制。

跟清蒸鱼一样，烧鹅往往也是评价一家潮州餐馆水平的标杆。

在1988年独立设省之前，海南一直都是广东的一部分，所以海南菜很大程度上与广东菜一脉相承。海南的四道名菜分别是文昌鸡、嘉积鸭、东山羊、和乐蟹。文昌鸡后来又被称为海南鸡，与其相配的大米使这道菜演化成为著名的海南鸡饭。

（七）四川菜

川菜口味层次繁多，制作方法十分精细，常用的手法至少有32种。川菜的口味是7种基本口味的杂糅：咸、甜、苦、酸、辣、麻和香，正所谓"一菜一格，百菜百味"。香料、调味料，以及花椒、辣椒的大量使用，让鲜、香、麻、辣成为川菜的典型特色。不过，并不是所有川菜都是如此，由寺庙中的僧人操办的斋菜在四川也很受欢迎。

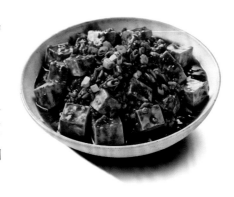

川菜主要以成都和重庆两地的菜肴为代表。最有名的有麻婆豆腐及水煮牛肉。

（八）湖南菜

或许是受气候影响，湖南人偏爱口味酸辣的食物。辣椒传入中国后，湖南人很快就接受了这个外来物种，几乎餐餐有辣椒。湖南人还喜欢吃腌菜和腊肉，豆豉和苦瓜在湖南也很受欢迎。

湘江流域常使用蒸、炒、煨、烩等烹饪技法，菜肴口味从咸、酸到辣，一应俱全。尤其是以蒸菜闻名的浏阳，蒸的手法用得特别多。

而在洞庭湖区，炸、烩或隔水蒸等技法常用在鱼和水禽的烹饪中。不过，湘西山区的人们更偏爱腊肉和腌菜。

湖南名菜有剁椒鱼头、湖南红烧肉、腊肉炒豆干等。

二、东北菜

东北地区主要由三个省组成——辽宁、吉林和黑龙江，俗称东北三省。19世纪末至20世纪初，许多山东人迁往东北，并将山东的传统烹饪技法带了过去，成为东北菜的核心。

东北菜口味丰富，经常使用各种各样的珍贵菌菇、禽类和其他野味。

由于气候寒冷，东北菜以砂锅炖煮的烹饪技法见长，如酸菜炖排骨、小鸡炖蘑菇。东北的土地适合种植根茎类蔬菜，当地人会将这些蔬菜储存起来以备过冬。地三鲜就是以根茎类蔬菜为主要原料的一道名菜。

除了大连，东北地区对鱼的处理方式常常是熏、煮和炖。受山东饮食文化的影响，大连的海鲜菜肴在北方来说颇佳。

三、北方地区饮食

北京、河北、天津的大部分地区，以及河南的部分地区都是华北平原的一部分，在这里小麦是占主导地位的农作物，因此，当地人的主食以面条、馒头和饺子为主。因为有100多万穆斯林生活在这片区域，以牛、羊肉为主要食材的清真菜是当地饮食的重要组成部分。位于河北省西部的山西省的人们同样热爱面条和羊肉，尽管从地理位置上来说，山西并不属于华北平原。

（一）北京菜

北京作为首都已超过了 700 年（中间只中断了很短的时间），所以北京菜是集邻近各地区之长，并融合了少数民族的特色。位于北京东南的山东省，向来以文化和饮食闻名，在明朝也对北京产生了重大影响。当时宫廷里的厨师大多来自山东，所以鲁菜也成为宫廷菜的基础。北京菜是在包含孔府菜在内的鲁菜的基础之上形成的。

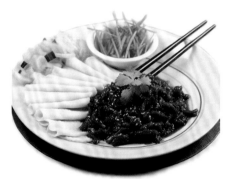

到了清朝，随着满族人入主中原，以煮肉和烤肉为主的满族饮食也随之传入，于是满族饮食与山东菜互相融合，形成了御膳。清朝灭亡之后，民间又发展出了仿照清宫御膳的仿膳。

北京生活着大量穆斯林，因此牛、羊肉是北京菜中必不可少的食材。具有代表性的北京菜有京酱肉丝、锅塌豆腐、醋熘肉片等。

（二）河北菜

河北菜以炒、烩、熘、炖和涮等烹饪方式见长，多用大葱、蒜、姜、香菜和芝麻油。河北名菜有总督豆腐、脆猪肘、鸡里蹦等。

（三）河南菜

开封是河南中部的一座城市，相比南方偏辣的口味和北方的重口味，开封菜讲究口味的调和。而位于河南西部的洛阳则以"洛阳水席"闻名，席上共有 24 道菜，每一道都有汤。

河南名菜有道口烧鸡、司马怀府鸡和羊肉炖豆腐。

（四）天津菜

尽管距离北京很近，但天津具备靠海的优势，可以便捷地获得各类海产品。天津菜借鉴了近邻山东的不少烹饪手法，当然也从北京的御膳中获益不少。天津菜鲜用调味品和酱料，讲求食物的本味。鱼（包括淡水鱼和海鱼）、虾、蟹是很多传统天津菜的主要食材。煎比目鱼和天津石首鱼汤是有名的天津菜。

（五）山西菜

山西人喜爱面食，这些面食的原材料大都是小麦、燕麦、玉米和小米。山西面食的种类和花样超过中国其他任何一个地区。山西刀削面是由厨师一手拿一块大面团，一手直接把面团削成薄条落入滚水中。这个过程需要娴熟的技巧和相当的专注力。

醋也是山西菜中必不可少的一味调料，山西人几乎吃任何东西都要加醋。

四、西北地区饮食

中国西北的新疆、甘肃、陕西、宁夏等地生活着众多穆斯林，他们的饮食传统也与当地文化互相融合。

（一）陕西菜

陕西人偏好咸辣的重口味，多使用蒸、煨、炖等烹饪技法。陕西南部的饮食则受到与之相邻的四川省的影响，辣椒、花椒、白胡椒占据重要地位，菜式多为热辣等重口味。

有名的陕西菜有羊肉泡馍、面饼、羊肉馅饼、红烧牛尾等。

（二）宁夏菜

宁夏有多个少数民族，穆斯林约占总人口的1/3。宁夏的饮食传统与陕西和甘肃类似，均以牛、羊肉最为常见。一种名为滩羊的绵羊为宁夏与内蒙古交界处独有，是本地人的最爱。

焖煮和烧烤是宁夏人偏爱的烹饪方式，此外宁夏菜也以清蒸、红烧和煎炸见长。传统宁夏菜有焖羊肉、酸甜黄河鲤鱼、丁香肘子等。宁夏菜中的甜味主要来自甜面酱。

（三）甘肃菜

黄河等多条河流流经甘肃，为当地提供了丰富的鱼类和灌溉资源。甘肃省民族众多，饮食多以畜肉类为主（尤其是羊肉），蔬菜通常作为配菜。面条是该地区的主食，随处可见。牛肉拉面是当地人的最爱，每一碗面都是手工拉制，煮熟之后放入牛肉汤中。

（四）新疆菜

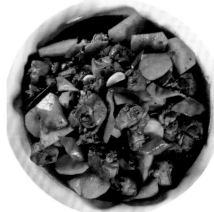

新疆超过一半的人口为穆斯林，所以新疆菜以羊肉、鸡肉、蔬菜为主，主食是面条和馕。新疆菜偏重香料，羊肉菜肴中多放茴香和辣椒。

香酥羊腿、烤羊肉串、大盘鸡、羊肉手抓饭是经典的新疆菜，如果您去新疆旅游，切不可错过。

五、青藏地区饮食

尽管青海的饮食同时受到汉族人和穆斯林的影响，但青海和西藏的饮食习惯较为相似。

（一）西藏菜

西藏平均海拔在 4000 米以上，冬季气候寒冷，在农牧业方面主要是种植青稞、养殖牦牛和绵羊。

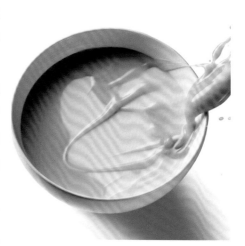

青稞是藏族人的主食。收获的青稞要先在太阳底下晒干，放到干盘上烤，再磨成青稞面。然后在磨出的青稞面中加入酥油茶和奶渣，用手搅拌后搓成小团，藏族人称之为糌粑。青稞也可用来制作青稞酒。

除了糌粑，西藏人的饭桌上一般还会有肉食，通常是牦牛肉和羊肉，配酥油茶吃。所谓酥油茶，就是先把茶砖煮开，然后加入酥油和盐调制而成。青藏铁路与通往青海、新疆、四川和云南的高速公路的开通，将猪肉、鸡肉、胡萝卜、土豆、茄子等食材带入西藏，丰富了西藏人的餐桌。尽管青藏高原的很多湖泊里都能捕到鱼，但鱼一般不会出现在他们的餐桌上。

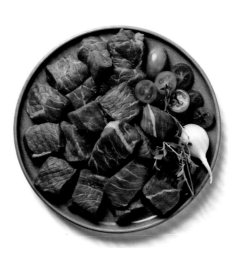

（二）青海菜

青海地处青藏高原的东北部，拥有全国最大的盐水湖。青海超过一半的土地是牧草地，因此畜牧业发达。

青海的饮食相对简单，主要有煎炸、煸炒、烤等加工方式。大多数肉菜都较咸、较辣，当地人通常使用羔羊肉、山羊肉或猪肉等肉类食材。

六、西南地区饮食

云南省和贵州省食材多利用产自山林的天然食材，如野花、蘑菇、果子和药草。

（一）云南菜

云南省位于中国西南部，地形多样，高山和盆地之间的海拔相差可达 6000 多米，气候从山顶积雪终年不化的高原气候到亚热带季风气候，不一而足。云南有超过 250 种蘑菇，品种数占中国可食用菌菇的 2/3。

云南省少数民族众多，各民族的饮食都是云南饮食文化的重要组成部分。云南菜中常加入鲜花和果子，别具风味。菌菇是云南菜的重头戏。松茸、干巴菌、牛肝菌和鸡油菌等深受当地人欢迎的新鲜菌菇是不可多得的美味。有名的菌菇菜式有干巴菌炒饭、红烧牛肝菌、夜来香炒鸡油菌等。

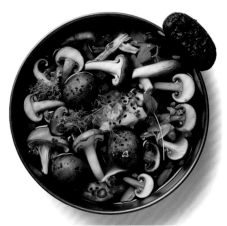

另外还有一些不得不提的云南美味，如蜜汁云腿、番木瓜焖鸡、汽锅椰子鸡等。

（二）贵州菜

位于中国西南部云贵高原的贵州是多山地区，属于亚热带季风气候，民族众多。

受民族多样性影响，贵州菜的特点是口味酸辣。当地人常将辣椒、大蒜、葱、薄荷、桂皮、小茴香、花椒加入酱汁中做成蘸料。酸汤鱼或许是贵州最有名的菜肴，但贵州还有其他一些名菜，包括竹筒饭、茶树菇干锅鸡等。享誉国内外的茅台酒也出自贵州。

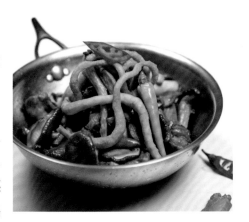

（三）广西菜

广西少数民族众多，具有丰富的文化多样性。广西菜以桂林北部丘陵地带的菜肴为主，荸荠、桂花颇负盛名，常出现在各式特

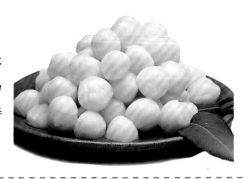

色菜中。像芋头扣肉、酿南瓜花、桂花荸荠露都是适合家庭烹饪的广西菜。

七、中部地区饮食

中部地区主要指湖北和江西两省。该地区水资源丰富，所以淡水鱼是当地人餐桌上的主角。

（一）湖北菜

湖北省位于中国中部，长江自西向东流经该省。湖北省境内分布有多个淡水湖，因此又被称为"千湖之省"。

湖北淡水资源丰富，所以与鱼有关的菜式是湖北的招牌菜，其中最有名的有清蒸鳊鱼等。湖北人喜好老火汤，几乎每家每户都会做排骨煨藕汤。米饭和肉也经常搭配使用，其中一道经典菜就是珍珠圆子。一种名为紫菜薹的蔬菜在武汉地区随处可见，而紫菜薹炒腊肉几乎是所有武汉餐厅的必备菜。

（二）江西菜

江西省位于广东省东北部、湖南省东部，三面环山，有超过2000条河流。中国最大的淡水湖——鄱阳湖就位于江西省境内，而鲜鱼也是江西菜的一大亮点，因为江西有超过140种淡水鱼。

江西菜以红烧、清蒸、隔水蒸和炒等烹饪手法见长。或许是受温暖潮湿的气候以及相邻的湖南饮食习惯的影响，江西菜的特点是辣、咸、重油，有名的江西菜有葱白鱼卷、清焖荷包鲤、生焖鸭、芝麻金钱肉等。炖汤也是江西菜的一大特色。

八、其他重要菜系

（一）斋菜

大约2000年前，印度佛教传入中国。与中国本土的道教一样，佛教时至今日仍保持活力。汉传佛教严禁杀戮和吃荤食，任何肉类或含有肉类的食物都禁止食用。

佛家特别注重修行者之间的和谐关系，而大蒜、洋葱、大葱等食材的味道有刺激性，会打破那些静心冥想和学习之人的内心平和。因

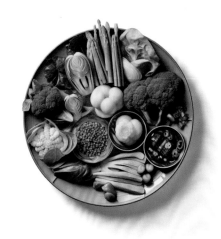

此，汉传佛教的斋菜严禁使用这些食材。

（二）香港菜

香港曾经是一个小渔村，后来取众家之长，同时也受到东南亚和南亚地区的影响，逐渐发展出具有地域特色的美食。香港能博采众长，无论是思想还是技术，都能学以致用。作为一个自由港，香港可以便捷地获取世界各地的食材，从而能够创造和延续各种菜式，形成独一无二的饮食风格。

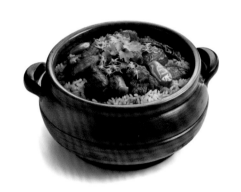

香港菜最讲究新鲜。蔬菜当天采摘当天食用，家禽、家畜一经屠宰便立刻送往市场。最好的鱼，不管是淡水鱼还是海鱼，都要现杀现做以确保新鲜。当地人每天都要外出买菜，以确保吃到最新鲜的肉和蔬菜。

知名的香港菜式有窝蛋牛肉煲仔饭、焗猪扒饭、豉油鸡、京都排骨等。

（三）内蒙古菜

作为游牧民族，内蒙古人曾逐牧草而迁，包括蒙古包在内的一切物品都须收拾妥当，做好随时出发的准备。内蒙古人一般只带一些最简单的器具，可以随用随收。很多时候，做饭就意味着涮羊肉或烤全羊，再搭配奶酪、茶或者酒食用。

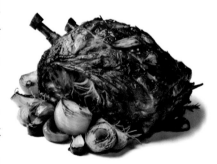

如今，内蒙古人已经在城市和乡村定居，不再为了生计而四处奔波，饮食习惯也受到其他地区的影响，但他们最喜欢的食物始终没变。如果去内蒙古人家里做客，主人会奉上咸奶茶、烤肉和奶酪。他们的餐桌上一般都会出现手把羊肉和沙葱、芜菁。如果有机会吃蒙餐，羊肝肠您一定不能错过。内蒙古人的早餐一般是小米粥配小菜。

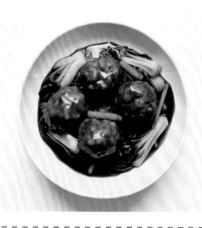

（四）上海菜

上海这个名字确定于宋朝，意为位于海上的城市。自明朝起，上海成为纺织业中心，开始繁荣发展，一举成为金融和贸易并重的国际性大都市。

上海菜主要有两种风格，一种是本帮菜风格，另一种则是吸收了邻近的安徽、江苏、浙江等地的特色后形成的饮食风格。一般来说，本帮菜重油、偏甜，口味较重。典型的上海本帮菜有红烧狮子头、糟熘鱼片。另一种菜式则较为清淡，名菜有马兰头拌香干、素蟹黄豆腐、醉鸡等。

（五）台湾菜

台湾菜与福建菜和客家菜相似。爆、烩、蒸、炸是主要的烹饪手法，并大量使用豉油和糖。像卤肉、香菜三杯小卷、梅菜焖豆腐就是以这种方式烹饪的代表性菜肴。而如翡翠素方、鲔鱼米粉、台湾红烧牛肉面则是台湾本地人的创造。

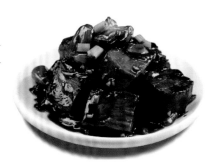

第二章

膳食原则
及搭配禁忌

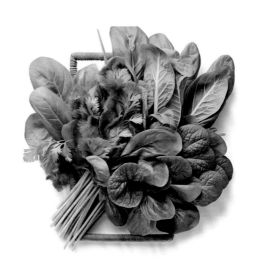

第一节　膳食原则

食物是支持人类开展各项活动的能量来源，饮食活动则是从外界获取食物的营养及能量以维持生命，与人的生存息息相关。同时，饮食的质量与结构对人体的健康、寿命有着至关重要的影响。传统饮食文化的养生之道在几千年的实践中形成了以下主要观点：

（一）饮食活动是人体获取能量的根本，直接影响了人的身体健康

随着社会的发展与进步，人们对于饮食的观念也日益进步。食品不仅仅是人类获取生存能量的来源，其本质功能是为人体提供营养。正如明代著名的医学家李时珍所说："饮食者，人之命脉也。"由此可见饮食的重要性。在我国传统的饮食文化中，饮食是与人的健康紧密结合的。中国传统饮食文化认为饮食能够提供人类所需的气血。当食物被摄入身体之后，食物的精华会为人体提供精气。人类一旦精气旺盛便可以使气血充足，从而达到强筋健骨的目标。同时，中国传统饮食文化又强调"阴阳调和"。传统饮食文化将食物根据食性分为"阴"和"阳"，阴阳的运行讲究和谐，在人的身体中也是如此。因此，要求饮食活动中食物的食性搭配也按照阴阳调和的原则进行，以通气血、生五行。同时，现代营养学也认同中国传统饮食文化中关于饮食地位的重要性，饮食活动维持人类的生命活动，正确得当的饮食可以使人身体强健，错误的饮食则会损害健康。

（二）药膳的存在有其科学性，可以强健身体，促进身体恢复

药膳是以药物和食物为原料，经过烹饪加工制成的一种具有食疗作用的膳食。它是中国传统的医药知识与烹调经验相结合的产物。药膳既是营养丰富的美味菜肴，同时又具有滋补疗疾的作用。药膳，顾名思义，是由中草药、食材相配而做成的美食。其采用药物的疗效、食物的口感，佐以调料达到美味又滋补的功效。可以说药膳是药效和食效的完美结合。现代营养学也对药膳持积极肯定的态度。随着经济水平的不断上升，人们对于养生的重视程度

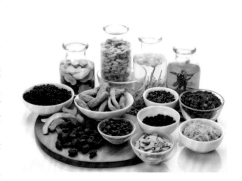

日益加重，药膳也得到了前所未有的关注。然而在关注药膳疗效的过程中要注意适度的原则，过多进食药膳会打乱身体的营养平衡，反而不利于身体的健康，与养生之道背道而驰。值得注意的是，传统饮食文化中的药膳起到帮助身体恢复的辅助作用，并不能完全取代药物的治疗。

（三）优化饮食结构是延长寿命、增强免疫力的保障

现代营养学认为，饮食结构是指膳食中各类食物的数量及其在饮食中所占的比重。由于影响饮食结构的这些因素是在逐渐变化的，所以饮食结构不是一成不变的，人们可以通过均衡调节各类食物所占的比重，充分利用食物中的各种营养，达到饮食平衡，促使其向更利于健康的方向发展。

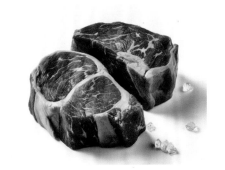

这一观点与中国传统饮食文化养生不谋而合。我国古代营养学就十分注重饮食的内容和结构，强调五行相生、阴阳结合，强调通过食物与食物的碰撞达到一种和谐和平衡。随着经济水平的发展，人们生活水平的日益提高，现代人的饮食结构偏向于以肉类为主，少食蔬菜。事实上这样的饮食结构已经严重危害到了现代人的身体健康。现在，有部分人对于营养有一个很大的误区，认为肉类代表了绝对的营养，是优质的营养来源。事实上，只有与蔬菜水果合理搭配，肉类的营养才能更好地体现。现代人应当加强营养学知识的学习，合理调整日常饮食结构，使营养均衡。

（四）合理配给三餐，杜绝断食节食，反对暴饮暴食

在现代的营养学中有一句通俗易懂的话："早餐吃得像皇帝，中午吃得像平民，晚餐吃得像乞丐。"意思是说在一日三餐中，早餐的营养最好，中午的饮食应当适量饱腹，由于人的活动逐渐减少晚餐可以适当少吃。一日三餐的饮食配置是有其科学依据的，现代营养学研究表明，在一天的活动中，早餐可以提供人体所需 30% 的能量。部分人由于工作忙碌不吃早餐，这对健康是很大的挑战。同时，不少人因为不满意自己的体型而节食、断食减轻体重，还有不少人饮食没有节制、暴饮暴食。这些都不符合中国传统饮食文化中的养生原则。中国传统饮食文化中讲究适度的原则。既不能饮食过量，也不可长期断食。饮食过量会导致营养的过剩，同时打乱身体吸收营养的平衡，增加脏器的负担，使身体出现问题。断食与不正当的节食容易造成营养不良，营养的缺失使身体缺乏必要的能量，影响身体的机能，对寿命影响

较大。因此，一日三餐都应按照时间准时进餐，保证身体的营养全面、平衡。

中国传统饮食文化中的养生讲究饮食要注意时节。在中国古代营养学中，"顺应自然，天人相应"是十分重要的养生理论。饮食讲究时令，要求人们顺应季节的变化，合理调整饮食。中国的二十四个节气，每个节气都有对应的饮食，排除地区风俗的影响，依据节气安排饮食从一定程度上反映了顺应自然的原则。同时，不同

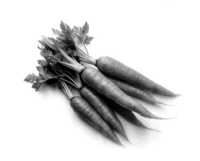

地域的人应当根据其所生活的地域食用当地的当季食物，使其自身的身体适应当地的环境和气候。在现代营养学中，专家建议大家食用当季的瓜果蔬菜，例如，进入夏季要多食绿豆防暑，进入秋季要多食萝卜降燥。这与中国传统饮食文化中的养生理念不谋而合。由于人生活的地区具有相对的固定性，人本身对气候的适应也造就了人对当季食物的适应。食用当季的食物使人体能够更好地适应当地当季的气候与环境，使人身体本身与环境和谐为一体，同时也使身体在每个季节都能保持良好的活动机能，强身健体并且延长寿命。

中国传统饮食文化中的养生文化是饮食文化的一个重要组成部分，是中华民族饮食文化的一份珍贵的遗产。养生文化的许多原理都有其科学之处，通常渗透了中国古代的五行相生、阴阳调和及天人相应的哲学思想。同时，随着现代营养学的发展，站在科学的角度重新研究养生文化仍旧能发现养生文化中蕴含的关于饮食的古老智慧，值得我们不断地进行学习和发扬。

第二节　膳食的适宜搭配

民以食为天，随着人们生活水平的提高，物质极度丰富，人们对吃越来越重视，越来越讲究，对饮食的要求也已经提高到延年益寿的高度。合理的饮食就是要根据食物的性味、归经、营养功能，合理地进行选择和搭配。

一、主食的适宜搭配

大米 + 白萝卜：既能止咳化痰、消食利膈，还有助于消腹胀、止烦渴，对痰多咳喘、年老体弱、胸膈满闷、食积的患者有一定的食疗效果。

大米 + 桑葚：不仅可以补益肝肾、养血润燥，还能消除疲劳，改善记忆。

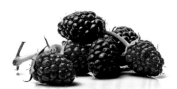

大米 + 猪瘦肉 + 香芋：三者搭配同食利于祛痰散结、消肿止痛，对痰火旺盛、肠胃虚弱患者有良好的食疗效果。

大米 + 乌鸡：不仅能益气养阴，还可驱热补中，对于阴虚瘦弱、骨蒸潮热、烦热消渴、赤白带下、遗精白浊，以及老年人耳鸣等症有显著的食疗效果。

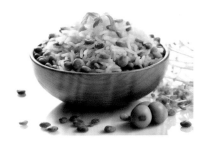

大米 + 绿豆：宜于食欲不佳的患者或老年人食用。

大米 + 松子 + 枸杞子 + 莲子：四者搭配食用可健脾养胃、润肺滑肠、益肝肾、降血压，有助于提高机体免疫力、防老抗衰、强身健体，特别适合中老年人。

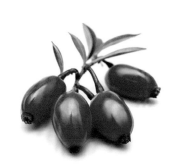

大米 + 葛粉：营养丰富，对外感发热、项背强痛、口渴等症有良好的食疗作用。

大米 + 杏仁：可为人体提供丰富营养，对痔疮、便血等患者有明显的改善作用。

小米 + 黄豆：可为人体提供丰富的营养，不仅能健脾和胃，还可益气宽中，是强身健体的食用佳品。

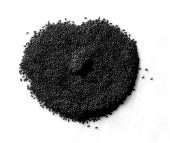

小米 + 绿豆：二者搭配食用，不仅口感好，还能为人体提供所需的蛋白质。

糯米 + 山药 + 黑芝麻：三者搭配食用，不仅可以补脾和胃，还能益肝固肾，对于脾虚食少、肺虚喘咳、肝肾精血不足导致的眩晕、腰膝酸软、须发早白有较好的食疗效果。

糯米 + 大枣 + 苎麻根：三者搭配食用，可以健脾养胃、清热止血、补中益气、养血安胎。对脾胃虚弱、血虚不足者和孕妇有很好的食疗效果。

小麦 + 大米：小麦中含有大量的蛋白质，大米富含淀粉，二者搭配可起到相互补充的作用。

小麦 + 鸡蛋：二者搭配食用，不仅可口，而且营养丰富，能够增强人体免疫力。

高粱 + 大米：二者搭配食用，可弥补高粱中赖氨酸和苏氨酸的不足，有利于人体营养均衡。

高粱 + 赤小豆：二者搭配食用，可提供丰富的营养，还有助于健脾利尿，利于人体健康。

黄豆 + 牛排骨：能补血养肝、益肾壮骨、补中益气、利尿消肿，对于久病体虚、缺铁性贫血、水肿、骨质疏松、高血压等症有良好的食疗作用。

黄豆 + 猪蹄 + 黄花菜：三者搭配食用，既能养血通乳，又可补心明目，对于产妇缺乳、身体虚弱有较好的食疗效果。

黄豆 + 糯米 + 陈皮 + 生姜：可补中益气、健脾暖胃、宽中下气、开胃行滞、化痰除湿。适用于慢性胃炎、胃溃疡患者。

黄豆 + 青豆 + 赤小豆：营养更为全面，适用于脚气病，以及心脑血管疾病等患者。

黄豆 + 蜂蜜：可以补心血、缓肝气、健脾胃、通血脉、利大肠。适用于慢性肝炎、动脉粥样硬化患者。

绿豆 + 南瓜：不仅能补中益气、清热解毒、生津止渴，还能降低血糖、健脾胃、清肠道。

绿豆 + 莲藕：可和胃温脾、疏肝利胆、养心降压。对肝胆病与高血压患者有一定的辅助食疗效果。

绿豆 + 大米 + 冰糖：可清暑热、生津液、消水肿。对痢疾、腹泻、疮疖痛肿、小便不利等症有辅助食疗效果。

绿豆 + 蒲公英：能清热解毒、利尿散结。对于多种炎症，以及小便不利、大便秘结等患者的食疗效果显著。

绿豆 + 胡椒：可增强人体免疫力，对痢疾、腹泻等症有很好的食疗作用。

赤小豆 + 南瓜：具有健美润肤的功效，对感冒、胃痛、咽喉痛、百日咳等也有一定的食疗效果。

赤小豆＋鹌鹑肉＋生姜：可为人体提供丰富的营养，对小儿腹泻和疳积等有很好的食疗作用。

二、蔬菜的适宜搭配

黄瓜＋黑木耳：不仅能补虚养血、平衡人体健康，还具有减肥的作用。对肥胖者的食疗效果显著。

黄瓜＋大蒜：可降低胆固醇，又可清热止渴、健胃消食、减肥轻身。糖尿病、高脂血症、心脑血管疾病患者和肥胖者可经常食用。

黄瓜＋豆腐：二者均含有丰富的营养，搭配食用，既可清热解毒、利尿消肿，又可止泻镇痛。适用于高血压、肥胖症患者，以及水肿、咽喉肿痛、心燥烦渴者。

黄瓜＋猪肉：不仅能清热解毒，还可滋阴润燥。对于消渴烦热、阴虚干咳、体虚乏力、便秘等病症有一定的食疗效果。

冬瓜＋芦笋：不仅清凉爽口，还具有良好的保健功效。对高血压、高脂血症、动脉粥样硬化、糖尿病、水肿、肥胖症等患者均大有裨益。

冬瓜＋蘑菇：不仅能利尿消肿、清热解毒，还可补益脾气、养胃强身、降压防癌。

冬瓜＋鸡肉：既可补中益气、清热利尿、消肿减肥，又能排毒养颜，其食疗效果十分显著。

冬瓜＋火腿：可为人体提供丰富营养，还有强大的减肥功效，对小便不利者也有一定的治疗作用。

冬瓜＋海带：有助于延年益寿、减肥美容，还能祛脂降压、清热利尿。对高血压、冠心病、糖尿病、高脂血症、水肿，以及肥胖症等患者具有明显的改善和缓解作用。

丝瓜＋毛豆：可以增加营养，为人体提供更多的蛋白质、钙、铁、胡萝卜素、维生素 C 等，从而有助于增强机体抵抗力，维持血管和肌肉的正常功能，对便秘、口臭、筋骨疼痛等具有一定的缓解作用。

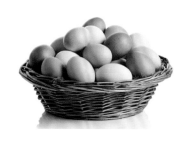

丝瓜 + 鸡蛋：既可解暑凉血、润肤美容，又能清热解毒，滋阴润燥，还具有一定的养血通乳的食疗功效。适用于热毒咽痛、目赤、消渴、烦热等症。

丝瓜 + 虾米：对人体健康十分有利，可辅助治疗肺虚咳嗽、体倦、腰膝酸软等症。

丝瓜 + 猪肉：有一定的清热利肠、解暑除烦的功效，尤其适用于暑热烦渴等症。

南瓜 + 芦荟：可为人体提供丰富的营养，还能美白、抗皱、减肥，促进人体健康。

南瓜 + 大枣：不仅营养丰富，还可以补中益气，收敛肺气。适合胃溃疡患者食用。

苦瓜 + 番石榴：可增强机体免疫力，尤其适用于糖尿病患者。

苦瓜 + 猪肉：可清热祛暑、明目解毒、健脾补肾，对身热烦渴、眼结膜炎等病症有一定的食疗效果。

菠菜 + 鸡蛋：可为人体提供丰富的营养，有助于贫血、久病体虚、营养不良等患者增强体质。

菠菜 + 猪血：不仅能养血止血，还能滋阴润燥，可有效防治血虚肠燥、贫血，以及出血等病症。

菠菜 + 羊肝：不仅能为人体提供丰富的营养，还能补血、养血、明目。对贫血、肺结核、夜盲症等患者的食疗效果显著。

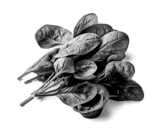

菠菜 + 胡萝卜：可减少胆固醇在血管壁上的沉积，使血管保持通畅。对预防心脑血管疾病有一定作用。

白菜 + 牛肉：荤素互为补充，营养丰富，不仅能健脾开胃，还能益精血，尤其适用于体弱者。

白菜 + 豆腐：可为人体提供丰富的营养，并能补中消食、通便利尿、清肺热、止痰咳，可有效防治大便干结、小便不利、痰多肺热等症。

白菜 + 猪肉：不仅营养丰富，还可滋阴润燥。对营养不良、大便干结者有一定的食疗作用。

白菜 + 虾米：可提供丰富的营养，并有助于滋阴清肺、清热解毒、润肠开胃。

包菜 + 黑木耳：可增强机体免疫力。不仅能补肾壮骨、填精健脑，还能健脾通络。对消化道溃疡、久病体虚、体倦乏力、耳鸣健忘、小儿生长迟缓等有一定的食疗效果。

包菜 + 虾米：能强身健体、防病抗病。对动脉粥样硬化、胆石症，以及肥胖症等患者亦有一定的食疗作用。

包菜 + 西红柿：具有益气生津的功效。对于身体疲乏、心烦口渴，以及不欲饮食等病症有一定的食疗作用。

菜花 + 西红柿：功效协同，营养丰富，不仅可增强抗病毒能力，对消化道溃疡、感染，以及便秘等疾病还有一定的辅助治疗作用。尤其适用于高血压、高脂血症患者。

菜花 + 香菇：既能利肠胃、壮筋骨，又可降脂。对冠心病及脑卒中患者有一定的食疗效果。

菜花 + 猪肉：可为人体提供丰富的营养，从而起到强身健体、滋阴润燥的作用，对体虚乏力、阴虚干咳等病症有一定的食疗效果。

菜花 + 鸡蛋：可健脾开胃、抗衰养颜，同时还有助于促进止血及皮损愈合。适用于贫血、慢性胃炎、胃痛、肠吸收不良综合征、机体疲劳综合征等患者。

芹菜 + 西红柿：不仅能为人体提供更为丰富而均衡的营养，还有助于健胃消食。

芹菜 + 牛肉：增加营养价值，从而在不增加体重的前提下，起到滋补健身的作用。

芹菜 + 虾米：不仅能为人体提供丰富营养，还具有一定的减肥功效。

芹菜 + 花生：具有改善心脑血液循环、抗衰老的作用。可有效缓解高血压、动脉粥样硬化等。

芹菜 + 核桃：不仅有助于降血压，还可补益肝肾。对肾精亏损导致的肝阴虚，肝阳上亢引起的头晕、头痛、脾胃虚弱，以及便秘、咳嗽、小便不利等症有一定的食疗效果。

韭菜 + 黄豆芽：不仅有助于祛除人体内的热毒，还有补虚通便的效果。尤其适用于肥胖症患者。

韭菜 + 豆腐：既有助于增强体力、提高性功能，又能清热散瘀、消肿利尿。对阳痿早泄、遗精遗尿、阳气不足、大便干燥，以及癌症患者有很好的食疗效果。

韭菜 + 虾仁：可以为人体提供丰富的营养。不仅对夜盲症、干眼症、便秘等疾病有很好的食疗效果，还能驱虫杀菌。

油菜 + 蘑菇：不仅可以调理机体，有一定的润肤养颜、抗衰老效果，还能减少脂肪的吸收。对皮肤角化症、肥胖症等患者尤为适用。

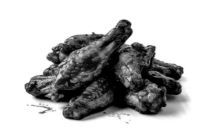

油菜 + 豆腐：既可清肺止咳，又能生津润燥、清热解毒。

油菜 + 虾仁：不但能补肾壮阳，还有利于促进人体对钙的吸收和利用。

油菜 + 鸡翅：对保护肝功能及美化肌肤非常有效。

马齿苋 + 荠菜：制成荠菜马齿苋汤，不仅可以凉血止血，还有一定的兴奋子宫的作用。适用于女性崩漏、月经过多、产后恶露等症。

马齿苋 + 莲藕 + 白糖：制成马齿苋藕汁饮，既能清热解毒，又可凉血止痢，对菌痢、肠炎有很好的食疗效果。

马齿苋 + 黄花菜：不仅营养丰富，而且可以清热祛毒、明目。对火眼、双目红赤肿痛等症有一定的缓解作用。

马齿苋 + 大米：制成马齿苋粥，可清热解毒、止痢消炎，对菌痢、肠炎患者尤为适用。

马齿苋 + 鸡蛋：可为人体提供丰富的营养。对女性阴部瘙痒、白带发黄等症状有很好的食疗效果。

白萝卜 + 豆腐：有助于增强人体的消化能力，有利于机体对营养的吸收。

白萝卜 + 羊肉：不仅有助于预防心脑血管疾病的发生，还可助阳补精、顺气消食，尤其适合肾虚体弱者食用。

白萝卜 + 牛肉：可补五脏、益气血。对消化不良、营养不良、消渴、虚损羸瘦、腰膝酸软等病症有很好的食疗效果。

白萝卜 + 猪肉：能生津、开胃、化痰、顺气、解酒、消毒。有助于预防胃满肚胀、食积不消、便秘等疾病。

胡萝卜 + 牛肉：可补中益气、滋养脾胃、化痰息风，还有助于强筋健骨、防病抗癌。

胡萝卜 + 猪肝：不仅能补血养血，而且能养肝明目。对因维生素 A 缺乏导致的夜盲症有较好的食疗效果。

胡萝卜 + 羊肉：既能补血益气，又能固肾壮阳，对身体虚弱、阳气不足者，阳痿及性冷淡患者食疗效果显著。

胡萝卜 + 狗肉：不仅可以温补脾胃，而且能益肾助阳。对胃寒喜暖、消化不良、肾虚阳痿等患者尤为适用。

胡萝卜＋兔肉：可生血补气、强身健体。对久病体弱者、气短乏力者有很好的食疗效果。

三、水果、坚果的适宜搭配

苹果＋鱼肉：能为人体提供丰富的营养，而且苹果中含有果胶，有止泻效果，对腹泻患者亦有一定的改善作用。

苹果＋茶叶：对心脏有一定的保护作用，可有效防治冠心病、动脉粥样硬化等疾病。

苹果＋洋葱：对冠心病、高脂血症、高血压、脑血栓等病症有较好的食疗功效。

苹果＋银耳：有一定的润肺止咳、养颜瘦身作用。

苹果＋芦荟：可生津止渴、健脾益胃、消食顺气、润肺宽胸，还可以润肤美容。适用于年老体虚者，以及便秘、气管炎、心烦胸闷等患者。

苹果＋芹菜：适合高血糖患者，可减少饭后血糖波动。

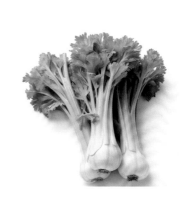

山楂＋蜂蜜：可为人体提供丰富的营养，同时对小儿伤食、疳积等症有一定的食疗作用。

山楂＋白糖：不仅能够增强食欲，还可改善消化系统功能，并具有较强的消食作用。

山楂＋红糖：不仅可以活血化瘀，还有助于改善局部瘀血症状，对血瘀实证如闭经等症有一定的食疗效果。

山楂＋核桃＋白糖：可补肺益肾、润肠燥、消食积、通血脉、生津液。对肺虚咳嗽、气喘、腰腿酸痛、津亏口渴、血滞经少、冠心病、高血压、高脂血症等的食疗效果明显。

柿子＋黑豆：不仅能够清热解毒、降压止血，还可生津润肺。对痔疮、便秘、尿血等症有良好的食疗效果。

柿子＋蜂蜜：有利于防治碘缺乏，对地方性甲状腺肿有一定的食疗作用。

枇杷＋蜂蜜：可为人体提供丰富的营养，不仅能止咳化痰、疏肝理气，还可抑制流感病毒，预防感冒。特别适合伤风感冒患者食用，有助于缓解感冒引起的咳嗽、咽痛等症。

枇杷 + 生姜：可为人体提供丰富的营养，对反胃、呕逆等症有较好的食疗效果。

樱桃 + 白糖：可有效增强体质。对缺铁性贫血、慢性支气管炎等症有一定的食疗作用。

樱桃 + 龙眼 + 枸杞子：三者煮熟后搭配白糖一起食用，具有补肝益血的功效。

樱桃 + 银耳：非常适合女性服用。具有滋阴养颜、补气养血的功效。

樱桃 + 米酒：有祛风活血的功效，适用于风湿性关节炎患者。

柠檬 + 蜂蜜：能为机体提供丰富的营养，且有清热解毒、排毒养颜的功效，对流感及普通感冒均有预防作用。

柠檬 + 白糖：对冠心病、脑梗死、高血压等有一定的防治作用。另外，二者搭配食用还有解暑、止渴、安胎的作用。

柠檬 + 薏米：具有除湿祛风、健脾和胃的功效。适用于脾虚泄泻的患者。此外，二者搭配食用还可以有效地软化角质，改善皮肤粗糙、干燥、皱纹、色素沉淀等问题。

大枣 + 荔枝：营养丰富。可散滞气、消腹胀、养肝、解毒、止泻。对脾虚泄泻者尤为适宜。但要注意内有实热及内火过盛者不宜食用。

大枣 + 栗子：既可补血生津、健脾安神，又可益气养胃、健脑补肾、强筋活血、消肿止血。对肾虚腰酸背痛、腿脚无力，以及尿频患者有很好的食疗效果。

大枣 + 核桃仁：可为人体提供丰富营养，保护心血管，抑制肠胃对胆固醇的吸收。适用于老年痴呆、心脑血管疾病患者。另外，其美容养颜的效果尤为显著。

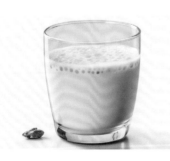

大枣 + 牛奶：不仅营养丰富，还可健脾开胃、补血养血。

莲子 + 鸭肉：可为人体提供丰富营养。不仅能补肾健脾，还可滋阴补阳。

莲子 + 枸杞子：营养丰富。不仅可强身健体、延年益寿、健美抗衰，还有乌发明目的作用。

莲子 + 大枣：不仅能改善心脏功能，促进血液循环，还可增进食欲。对食欲缺乏、久病体虚者，以及心功能衰减、高血压等患者疗效颇佳。

莲子＋龙眼：不仅能为人体提供丰富的营养，还能补中益气、养心安神。尤其适用于心血不足、心脾两虚等虚证患者，以及病后、年老、产后体弱者。

莲子＋木瓜：可养心安神、健脾止泻。对产后虚弱、失眠多梦者，以及高血压、冠心病等患者有一定的食疗效果，同时还有一定的防癌抗癌功效。

龙眼＋鸡肉＋当归：三者搭配食用，营养丰富。不仅能补益心脾、养血安神，还可强身健体。对久病体虚、产后虚弱者尤为适用。

龙眼＋甲鱼＋山药：三者搭配食用，营养又健康。不仅能健肤润肤、养肝明目，还可补脾益胃、养心益肺，食疗效果颇佳。

核桃＋山楂：可以补肺肾、润肠燥、消食积。对肺虚咳嗽、气喘、腰痛、便秘、高血压、冠心病、高脂血症，以及老年性便秘等有很好的食疗作用。

核桃＋芹菜：具有润发、明目、养血的作用。

花生＋猪蹄：不仅可养血止血，还有利于催乳增乳。适宜产后血虚体弱、乳汁不足的女性。

花生＋大米＋冰糖：既能健脾开胃、润肺止咳，又可养血通乳。对消化不良、咳嗽、产后乳汁分泌不足、脾胃虚寒等症有一定的食疗效果。

花生＋大枣＋糯米：既可滋阴养血、润肺化痰、润肠通便，还可补益脾胃，有一定的健体防病作用。

花生＋啤酒＋毛豆：可为人体提供丰富的营养，具有健脑益智的功效。

花生＋红葡萄酒：不仅可以增加营养，还能使心脑血管畅通无阻，有利于人体健康。

四、肉类、蛋类的适宜搭配

猪肉＋豆苗：可为人体提供较为全面的营养。

猪肉＋山楂：不仅能够滋阴健脾，还可开胃消食。

猪肉＋泡菜：可为人体提供丰富的营养。对妊娠早期孕妇有一定的食疗效果。

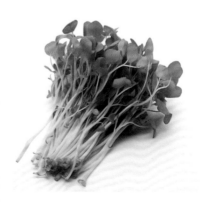

猪肉＋枸杞子：既可滋补肝肾，又能延年益寿。

猪肉＋人参果：能健脾益胃、生津止渴、滋阴润燥、益气补血，对病后体虚、营养缺乏、消化不良及便秘患者有较好的食疗效果。

猪肉 + 淡菜：可增强人体免疫力。

猪肝 + 洋葱：对夜盲症、视力减退、面色萎黄、贫血、营养不良等症的食疗效果显著。

猪肝 + 菠菜：有补肝明目和补血的作用。

猪肚 + 绿豆芽：可补虚损、健脾胃、助消化，还能清热解毒、补气养血、美白肌肤、防癌抗癌。

猪肚 + 金针菇：可消食开胃。

猪肚 + 虾仁：可以行气调中、和胃醒脾。

猪肚 + 霸王花：可以清热润肺、健脾和胃。

猪肚 + 黄瓜：不仅能为人体提供充足的营养，还能够滋阴补虚。

牛肉 + 南瓜：可补脾益气，排毒止痛。

牛肉 + 鸡蛋：能促进新陈代谢，有延缓衰老的功效。

牛肉 + 枸杞子：既可养血补气，又能和胃益肝。对体虚多病，以及劳伤等症有很好的食疗效果。

牛肉 + 陈皮：不仅能够止咳化痰，还能够生津开胃、顺气消食。

羊肉 + 龟肉：可滋阴补血、补肾壮阳、防病强身，使人体精力充沛。

羊肉 + 鸡蛋：不仅能滋补机体，还能促进新陈代谢、延缓衰老。

羊肉 + 生姜：可增强人体免疫力。

羊肉 + 人参果：可为人体提供丰富的营养，具有温中暖下、健脾补胃、益气补血的功效。

羊肉 + 香菜：具有改善身体虚弱的功效。

羊肉 + 冬瓜、丝瓜等凉性蔬菜：可以消除羊肉的燥热之性，有利于人的身体健康。

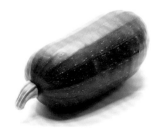

羊肝 + 枸杞子：能够养肝明目。

狗肉 + 黑豆：能够益髓壮阳、气血双补，增强人体免疫力。

狗肉 + 黑芝麻：既能补益五脏，又能填精壮肾。

鸡肉 + 菜心：可以助消化、调理肠胃，并促进新陈代谢。

鸡肉＋金针菇：有助于防治肝病和胃肠疾病，能益智健脑并增强记忆力。

鸡肉＋赤小豆：不仅能补血明目，还能活血利尿、祛风解毒，具有温中益气、填精补髓等作用。

鸡肉＋栗子：有利于人体对营养成分的吸收，增强机体的造血功能。

鸭肉＋酸菜：可滋阴养胃、清肺补血、利尿消肿，还能开胃、利膈、杀菌，对腹痛症状也有一定的缓解作用。

鸭肉＋干贝：可为人体提供丰富营养，增进人体健康。

鸭肉＋干冬菜：可滋阴开胃、化痰利膈，对肺热咳嗽的患者有一定的食疗功效。

鸭肉＋玉竹＋山药：可以滋阴养胃、清肺利尿、消肿补血。

鸭肉＋芥菜：具有滋阴宣肺的作用。

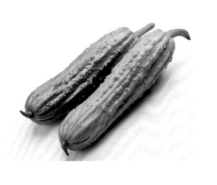

鸡蛋＋苦瓜：有利于人体对铁的吸收，并有健胃消食、和胃理气的功效。

鸡蛋黄＋百合：可滋阴润肺、镇静安神、益脑健智、减少疾病。对阴虚失眠、心烦、精神不安、惊悸、阴虚咳嗽等病症有缓解作用。

鸡蛋＋黑鱼＋枸杞子：既可滋阴补肾、健脑明目，又可为人体补充所需的多种营养元素。

五、水产品的适宜搭配

鳝鱼＋木瓜：能补肾虚、除风湿、强筋骨，对健康十分有利。

鳝鱼＋青椒：可温中消食、增强体力、缓解疲劳、增强机体免疫力。

鳝鱼＋金针菇：可健脑益智、补精安神。

鳝鱼＋韭黄：不仅能温补肝肾，而且能明目提神，对人体健康十分有利。

鳝鱼＋莲藕：对体倦乏力、瘦弱、干咳、口渴等症有良好的缓解作用。

鲫鱼＋竹笋：可为人体提供丰富的营养，增进人体健康。

鲫鱼＋黑木耳：不仅可温中补虚、利尿，还有润肤美容、抗老防衰的功效。

鲤鱼＋豆腐：有利于人体对钙的吸收。

鲤鱼＋醋：能增强消肿利水的作用。

鳖肉＋冬瓜：能生津止渴、除湿利尿、散寒解毒、防止脂肪堆积，从而起到减肥的食疗效果。

鳖肉＋白鸽肉：不仅能够滋肾益气、散结通经，还有润肤养颜的功效。

鳖肉＋生姜：既有助于滋阴补肾，又能益精补髓。

鳖肉＋杜仲＋核桃：具有明显的补益作用，对骨质疏松症的防治也有一定的帮助。

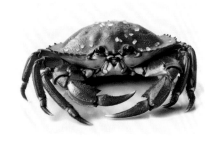

蟹＋白萝卜＋胡椒：可为人体提供丰富营养，利于健康。

蟹＋梅子：有利于人体对营养的消化和吸收。

蟹＋芹菜：有助于止胸痛、增强人体免疫力，对胸中气热郁结有一定的食疗作用。

蟹＋生姜：有利于营养的消化和吸收，增进人体健康。

田螺＋枸杞子＋白菜：不仅能补肝肾，还可清解热毒。对急性黄疸型肝炎合并肾病患者有一定的食疗作用。

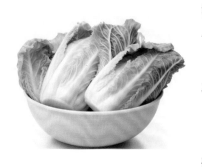

田螺＋葡萄酒：既能除湿解毒，又可清热利水。

田螺＋辣椒：对人体健康有一定的保护作用。

海参＋芦笋：可增强人体免疫力，对各种癌症患者都具有一定的辅助食疗效果。

海参＋大葱：不仅可补肾滋肺，还能益精壮阳。

海参＋枸杞子：既能补肾益精、壮阳固本，又可养血养颜、滋阴润燥。

海参＋牛奶：能促进人体对钙的吸收。

海带＋排骨：不仅营养丰富，还能增强人体免疫力，对皮肤瘙痒有一定的缓解作用。

海带＋豆腐：不仅营养更加丰富，还可避免甲状腺肿及甲状腺功能减退，有利于人体健康。

海带＋虾皮：营养更丰富，可增强人体免疫力。对孕妇及体虚患者的食疗效果更为显著。

海带＋紫菜：对地方性甲状腺肿、水肿、贫血、皮肤瘙痒、高血压、高脂血症、肥胖症，以及蛀牙、夜盲症等有很好的食疗效果。

六、调味品的适宜搭配

大葱+牛肉：对风寒感冒、头痛、鼻塞、面部水肿，以及疮疡、跌打等均具有一定的缓解作用。

大葱+兔肉：可增强人体免疫力。对肥胖症、高血压及冠心病、脑梗死患者有较好的食疗效果。

大葱+动物内脏：有利于人体的吸收。

生姜+甘蔗：生姜汁与甘蔗汁同饮，可清热生津，和胃止呕。对余热未尽、胃阴不足引起的反胃呕吐、食少烦渴，以及妊娠引起的胃虚呕吐等症食疗效果颇佳。

生姜+荸荠：生姜汁加荸荠汁同饮，能和胃降逆、止呕，适用于肝胃有热所致的妊娠呕吐。

生姜+蜂蜜：可增强人体免疫力。对咳嗽、呕吐患者有很好的食疗效果。

生姜+牛奶：不仅营养丰富，还可驱寒保暖，治疗寒性腹痛，有利于人体健康。

生姜+红糖：可解表发汗散寒。对风寒感冒、恶心呕吐、产后腹痛、脘腹胀满等症食疗效果显著。

大蒜+生菜：可以杀菌消炎、清内热，还有助于降血压、降血糖、降血脂，对牙龈出血有较好的食疗效果。

大蒜+动物内脏：有利于人体吸收营养，还可消除疲劳、增强体质。

大蒜+黑木耳：营养丰富。不仅能益气养胃、润肺顺气，还能凉血止血、降脂减肥，对脾胃虚弱、腹泻、毒疮水肿等症有一定的辅助治疗效果。

辣椒+白菜：可促进胃肠蠕动，有助于消化。

辣椒+苦瓜：可健美抗衰。

辣椒+虾：具有增强机体免疫力、开胃消食的功效。

辣椒+豆腐干：有助于抗衰美容、健脑益智。

辣椒+醋：不仅能中和辣椒碱，除去一部分辣味，还可防止辣椒中维生素 C 的流失，有利于人体对营养的吸收。

香菜+冬瓜+黑木耳：可利尿消肿、降压调脂。对高血压、高脂血症，以及心脑血管疾病有较好的食疗效果。

香菜 + 豌豆：对湿浊阻滞、脾胃不和、吐泻等症有一定的缓解作用。

香菜 + 黄豆：有助于增强机体免疫力，起到防病抗病的作用。

香菜 + 豆腐：能促进麻疹透发，也可以起到健胃祛寒、利尿除臭的作用。

醋 + 土豆：醋与土豆一起炒，有利于人体健康。

醋 + 蟹：不仅有利于人体对营养的吸收和利用，还有一定的消肿活血、杀菌解毒的作用。此外，醋能去腥，能使蟹类食物的味道更加鲜美。

醋 + 生姜：可健胃消食、增进食欲，对恶心、呕吐等症有很好的缓解作用。

蜂蜜 + 梨：可清热解毒。适合上呼吸道感染、便秘、消化不良、尿道红肿、结石、痛风等患者食用。

蜂蜜 + 山药：可补中益气、健脾益肾。

蜂蜜 + 鳖肉：可增强人体免疫力，有利于人体健康。

蜂蜜 + 牛奶：可清凉消火、生津润喉，还有助于细胞代谢。对于稳定情绪、调节心理、抑制疼痛、增强机体抵抗力也有一定效果。

七、饮品的适宜搭配

牛奶 + 木瓜：不仅清凉爽口，还可为人体提供丰富的营养，增强人体免疫力。

牛奶 + 红茶：既能祛油腻、助消化，又能益气提神、利尿解毒、消除疲劳。

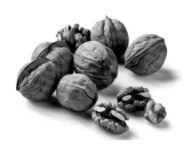

牛奶 + 核桃 + 白糖：不仅能补脾肾，还能润燥益肺。对咳嗽气喘、便秘、腰痛、病后体虚、神经衰弱等患者尤其适宜。

牛奶 + 桃子：不仅会使营养更加全面，而且还能够益肺养颜、清热解毒。适用于缺铁性贫血、心脑血管疾病患者。

牛奶 + 草莓：不仅能清热解毒、生津润燥，还有养心安神的功效。

豆浆 + 大米 + 冰糖：可养颜润肺、增强体质。

豆浆 + 大枣：既可补虚益气、安神补肾，又能改善心肌营养。尤其适用于心血管疾病的患者。

茶 + 苹果 + 洋葱：三者搭配食用，具有增强人体免疫力、保护心脏、减少心脏病发病率的作用。

茶+薄荷+西瓜：不仅清新爽口，还可生津止渴、提神醒脑、镇静情绪。

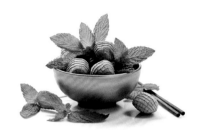

白酒+荸荠：不仅可以清热化痰，还能消积化食。对消化不良、女性崩漏及带下等症有一定的辅助食疗作用。

白酒+羊肉：若将羊肉泡在白酒里，再加入洋葱、芹菜、大蒜，以及部分中药材做腌料，不仅口味更佳，而且能去除羊肉的膻味。

白酒+小麦粉+葱白：若将小麦粉、葱白研碎后制成丸子，用温酒送服，对胃部不适，如胃胀、胃脘痉挛、胃痛等症状均有一定食疗效果。

黄酒+蛏子：适用于产后虚损、少乳等症。

第三章

膳食中的
中医理论

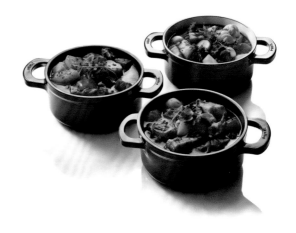

第一节　药膳的由来

膳食是人类赖以生存和保障健康的首要物质基础，也是社会发展的前提，它极为平常，又极为重要，所以有"民以食为天"之说。

在长期的生活实践中，中国人民创造了自己的饮食文化，它是人类生存和发展的需要，与人类的物质生活和精神生活息息相关。作为一门学问，中国饮食文化是一门跨越自然科学和社会科学，融汇着科学与美学的综合性的学科。

早在21世纪初，孙中山先生在他的《建国方略》中，就曾多处论述过中国的饮食文化，他曾指出："烹调之术本于文明而生，非深孕乎文明之种族，则辨味不精，辨味不精，则烹调之术不妙。中国烹调之妙，亦足表明文明进化之深也。昔者中西未通市以前，西人只知烹调一道，法国为世界之冠，及一尝中国之味，莫不以中国为冠矣。"

在中国的饮食文化中，药膳又独树一帜，成为饮食保健与饮食养生的一个重要方面。药膳是药物与食物的结合，通过烹调加工而成的美味佳肴。药膳又是中医学的特色之一，它的起源可以追溯到原始时代。那时，我们的祖先为了生活，在寻找和尝试野生食物的时候，发现了食物和药物。有些动植物，既是食物，可以充饥和营养身体；又是药物，可以防病治病，所以有"药食同源"之说。

《淮南子·修务训》记载："神农尝百草之滋味，水泉之甘苦，令民知所避就。当此之时，一日而遇七十毒。"后来，由于火的发现和广泛应用，产生了简单的烹调技术，将食物和药物加工成汤液或甜酒一类的饮料来防病治病。西周时期，已经有了专门的营养医生，称之为"食医"。《周礼·天官》把宫廷医生分为食医、疾医、疡医、兽医四科。食医的任务是根据帝王将相的身体素质和健康状况随时调配膳食，用五谷杂粮、时鲜果蔬或珍禽异兽与高级滋补药材相结合，烹制成色香味俱佳的药膳。

在我国第一部药物学专著《神农本草经》中，大枣、芝麻、葡萄、蜂蜜、山药、莲子、核桃、龙眼、百合、豆卷等既是药物又是食物。医圣张仲景的《伤寒杂病论》中载有几个药膳方，其中百合鸡子黄汤、当归生姜羊肉汤等，至今仍被广泛应用。我国最早的药膳专著《食疗本草》是唐代孙思邈的弟子孟诜所著，共收集药膳138种。宋代对药膳更加重视，在《太平圣惠方》中，记载了28种疾病的药膳疗法，而陈直的《养老奉亲书》则是一部以药膳治疗老年病的专著，比西方的《老年保健医药》早 600 余年。该书写道："凡老人之患，宜先以食治，食治未愈，然后命药。"原因是"贵不伤其脏腑也"。此时，药膳已由"食疗""食治"发展到"食补"。明代伟大的医药学家李时珍在《本草纲目》中，列举了许多药膳健体延寿的实例。目前，药膳已深入我国广大城乡，进入寻常百姓家，滋补餐厅、药膳饭店几乎在每个大城市都有。

中医强调"天人相应"，选择药膳时，也要根据季节和人的体质而进行。如春夏温热，宜选择清凉性质的药膳；秋冬寒凉，宜选择温热性质的药膳。以药粥为例，春天可选芹菜粥，夏天可选绿豆粥，秋天宜用藕煮粥，冬天则宜食用羊肉粥。

人的体质有强有弱，即使是体质虚弱者，又有阳虚阴虚的不同，所以选用药膳也应有区别。身体强壮者不能盲目食用滋补药膳；阳虚者喜温怕冷，宜选用温补的药膳；阴虚者喜凉怕热，宜选用甘凉清润的药膳。

温补的食物有鸡肉、鹅肉、牛肉、羊肉、狗肉、马肉、鹿肉，牛奶、羊奶及其制品，龙眼、核桃、大枣、栗子、红糖、咖啡、可可、虾米等，这些食物能帮助生火，改善怕冷的感觉，故适用于阳虚患者，也宜在冬天食用。

甘凉清润的食物为清补食物，如甘蔗、生梨、生藕、冬瓜、西瓜、荸荠、海带、萝卜、绿豆、甲鱼、鸭肉、螃蟹、蚌肉等，这些食物能清热泻火，改善怕热的感觉，故适用于阴虚患者，也宜在盛夏食用。

第二节　药膳的特点

药膳是具有独特色、香、味、形、效的膳食。其为膳食，既能吃饱肚子、增加营养、满足人们对美味食品的追求，同时又是具有"效"的膳食，可用于养生保健、疾病的治疗与康复。因此，药膳食疗对我们的身体有诸多益处。

中国药膳同中医一样源远流长，其之所以能代代相传，经久不衰，至今还备受人们的青睐，与其所具备的特点密切相关。

民以食为天，药膳是美味佳肴，能够满足人们对物质与精神的享受，同时又是特殊膳食，具有养生保健、治病疗疾的功效，能满足人们对健康长寿的追求。药膳既可以居家制作、食用，亦可在医院、养生机构、饭店、餐馆食用。药膳中使用的不仅仅是用来"治病"的中药材，还包含了大量日常生活中常用的、药食兼用的食材，其制作蕴含了丰富的中医理论和中医药知识。

药膳主要有以下三个基本特点。

（1）注重整体，强调辨证施膳。药膳食疗学是中医学的一个分支学科，因此中医学的特点就是药膳食疗学的特点。中医学的"整体观念""辨证施治"特点即是药膳"注重整体""辨证施膳"的特点。

人体是一个统一的、不可分割的有机整体，机体与自然环境之间也是协调统一的。因此，在制作膳食时也需要注重整体的调节。如产后"恶露不下"的药膳调治，首先要考虑产妇产后气血亏虚、元气损伤，以及其运血无力的整体性改变，以益气补血的"当归生姜羊肉汤"整体调节为主，在此基础上，依据具体患者的不同情况，再加服其他相应的药膳，感寒者加服散寒活血的"红糖醋"，气郁者加服行气活血的"川芎茶"。

辨证，即辨别证候，是指辨清疾病或体质，亚健康的证候、类型或状态。施膳，即药膳食疗调治、调养，是指根据不同的证候，确定治疗原则和具体的药膳处方。辨证是施膳的前提和根据，施膳是调治、调养的手段和方法。如慢性胃炎胃寒证，宜温胃散寒止痛，可用良姜粥；阴虚证宜益胃生津止痛，可用玉竹乌梅饮。又如便秘，属热结便秘，宜泻热通便，可用生军茶；气滞便秘，宜顺气导滞通便，可用橘杏茶；血瘀便秘，宜活血化瘀通便，可用二仁通幽饮；气虚便秘，宜益气补虚、润肠通便，可用牛髓膏。

（2）防治兼宜，重在保养脾胃。药膳食疗既可强身防病，又可治疗疾病，同时其为特殊膳食，能激发食欲，为胃所喜，能够保养脾胃。

药膳能培养机体正气，提高抗病能力，减少疾病，益寿延年，因此其强身健体和预防疾病的效果显著。如中老年慢性支气管炎患者经常服用黄芪粥，能益气补肺，增强机体抗病能力，减少外感疾病的发病机会；又如八珍食品有益气健脾、消食开胃的功效，适用于小儿脾虚食积、厌食的调治，经常食用，能增强食欲、促进生长发育。药膳临床主要用于慢性病的治疗或辅助治疗。中风恢复期患者可配合复方黄芪粥、地龙桃花饼益气活血通络，以促进肢体机能康复；肺结核肺肾阴虚证患者，在中西药物抗结核的同时，食用冰糖燕窝羹、百合地黄粥，滋阴清热，可改善结核中毒症状。

　　由于脾胃为"气血生化之源"，是"后天之本"，因此防治疾病必须保养脾胃。保养脾胃，原则是治虚证以补脾胃为主，治实证以不伤脾胃为宜。脾胃功能强盛即可增强纳运，避免食积，使药材、食材更好地发挥其功效作用。保养脾胃，除直接使用药膳增强脾胃功能之外，还可在药膳中加用消导、温中、理气和芳香化浊的药材、食材，以增进纳运，避免食积。同时，药膳成品必须注意色、香、味、形俱佳，使人们乐于接受，并能激发食欲。

　　（3）良药可口，老少皆宜。中医治病所采取的药剂多为丸、散、膏、丹及汤剂，颜色难看，味道苦涩，而药膳通常通过药食结合的方式变为膳食，美味佳肴，良药可口，尤其适用于老人与少儿患者。

　　药膳为特殊的膳食，多以食物为主，既将食物作为药物，又将药物作为食物，既注意了药物性味的选择，又摒弃了辛酸苦劣之品，特别是通过药物与食物的合理搭配，精心制作，制成了色、香、味、形俱佳的可口膳食。正如近代医家张锡纯所说，药膳"患者服之，不但疗病，并可充饥，不但充饥，更可适口"。

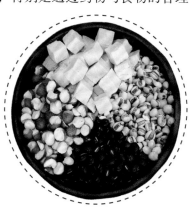

　　老年人脾胃功能虚弱，少年儿童脾胃发育尚未健全，普遍厌恶"既不好看，又不好吃"的药剂而"拒喝"者居多。药膳为药食结合的特殊膳食，属美味佳肴，顺应了人们尤其是老人与少儿"喜于食，厌于药"的天性，更乐于为人群所接受。

第三节　药膳的种类

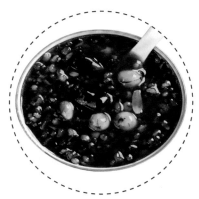

　　药膳按传统制作方法分类，一般可以分为菜肴、粥饭、面点、茶饮、药酒、果品糖果、膏滋与汤羹八类。其现代加工方法很多，同时新品不断，如饼干、糖果、蜜饯、罐头、饮料等。

一、菜肴

菜肴是指由肉食、蛋品、水产品，以及蔬菜等食品与药材、调料烹调加工而成的凉菜与热菜，是药膳的主要品种。如热菜类药膳的制作即有蒸、炸、炒等方式，像黄芪蒸鸡、杜仲腰花等。

二、粥饭

粥饭是指由药材与谷米煮制的稀饭与干饭，其中药粥简便易行、疗效确切，是药膳中的特色品种，如百合粥、八宝粥、枸杞羊肾粥、柿饼饭、紫米饭、新疆抓饭等。

其中，枸杞羊肾粥源于《饮膳正要》，由羊肾、羊肉、枸杞子、粳米组成，既可药、米分煮，亦可药、米同煮，有温肾暖脾、养血益精的作用。可用于中老年人肾虚畏寒肢冷、夜尿频繁等不适的调养，以及脾肾阳虚引起的胃腹冷痛、大便稀软、五更泄泻、完谷不化，肾阳虚衰、精血亏损所致腰膝酸软、形寒畏冷、头晕耳鸣、视物昏花、夜尿频繁、阳痿少精等病症的辅助治疗。

三、面点

面点指以小麦、谷米与药材经过一定的加工方法制成的面条、馒头、饺子、包子、馄饨、汤圆及糕饼等。如春盘面、豆蔻馒头、人参汤圆、茯苓饼、麻仁栗子糕等。

春盘面源于《饮膳正要》，类似于河南羊肉烩面，是用小麦面条与煮熟切好的羊肉、羊肚、羊肺一起烩制而成，再加荷包蛋、蘑菇、韭黄，以及各种调料，有补中益气、开胃醒脾的作用，可用于大病初愈或术后康复的调补。

四、茶饮

茶饮包括药茶、药饮与汁露，其中药茶最具特色。

药茶，即代茶饮，是指含有茶叶或不含茶叶的食品与药材经晒干或经粉碎混合制成的粗末制品，或加入黏合剂制成的块状制品，前者称为粗末茶，后者称为块状茶。其不需要煎煮，用时只需用沸水冲沏即可像日常饮茶一样频频饮服，故名代茶饮。

药饮，指以食品、药材、水、糖为原料，用沸水冲泡、清水煎煮制成汁液，经澄清过滤后，再加入冰糖或蜂蜜调味制成的液体膳品。

汁露，汁即鲜汁，指用新鲜果菜或药材捣烂、压榨取得的汁液；露即芳香水，指以富含水分、具有芳香气味的植物食材、药材加水蒸馏制成的液体。

如三花减肥茶、清宫减肥仙药茶、午时茶等。

清宫减肥仙药茶收录于《全国医药产品大全》，由山楂、荷叶、乌龙茶组成，为粗末茶，有活血祛瘀、降脂减肥的作用，可用于肥胖症、高脂血症的辅助治疗。

五、药酒

药酒包含酒剂、醪剂与醴剂。

其中酒剂最有特色。酒剂，即将食材或药材用酒浸渍制成的液体。在传统制法中，也有加入食物或药材酿造制成的液体，如龟龄集酒、人参枸杞酒、五加皮酒等。譬如五加皮酒，即以五加皮煎汁，拌合谷米、酒曲发酵酿制而成，有祛风湿、补肝肾、除痹痛的作用，可用于肝肾不足、筋骨痿软，以及风湿痹病的调治。

醪剂，包括单纯的醪糟（酒酿）及醪糟与食品、药材同煮两种形式。如薏苡仁醪、鸡蛋红糖醪糟等。其中，鸡蛋红糖醪糟为四川地区民间方，是醪糟与红糖加水同煮，打入鸡蛋制成，有益气补血、暖宫通乳的作用。可用于产妇气血损伤、宫寒乳闭所致恶露不行、乳汁偏少病症的调治。

醴剂，即将食物或药材用酒浸渍并加糖制成的液体，若原料富含糖分，则不需要另外加糖。如杨梅醴、香橼醴等。杨梅醴，即杨梅果酒，是以杨梅加酒、加糖，或只加酒不加糖，或只加糖不加酒发酵酿制而成，有清热祛暑、开窍醒脑的作用，可用于预防中暑与中暑轻症的辅助治疗。

六、果品糖果

果品，即干鲜果品。鲜果常捣烂、压榨取汁服用。另外也有其他制法，如《养老奉亲书》的"煨梨方"，取梨子洗净，在梨上刺孔三至五个，每孔放置花椒一枚，外包面皮，放入草木灰或烘箱中煨熟，剥去面皮，梨切块，食梨饮汤，有润肺化痰、祛风止咳的作用，可用于风痰咳嗽、阵咳痉咳的辅助治疗。

干果既可直接食用，亦可以沸水冲泡代茶饮服用，目前多经炮制加工开发成各种休闲小食品。如西北地区各民族日常茶饮"三炮台"，由桂圆、红枣、春尖茶与冰糖等组成，沸水冲泡，代茶饮服，有益气养阴、生津止渴、消食提神的作用，可作为病后体虚、倦怠乏力、口干口渴、食欲缺乏、精神萎靡等病症的调补之用。"芪杞枣"，则是红枣用黄芪、枸杞子煎汁炮制的休闲小食品，有益气补血的作用，可用于妇女气血不足所导致的神疲乏力、面色萎黄等病症的调补。

糖果，是将食物或药材汁液、浸膏或粗粉加入熬炼成的糖料中，混合后制成固态或半固态，供含化或嚼食的膳品。另外，也可用制熟的食物与熬炼好的糖料混合加工制成。前者如枇杷糖、梨膏糖；后者像芝麻糖、花生糖。芝麻糖为民间验方，有滋补肝肾、益精养血的作用，坚持食用能预防肾虚白发、脱发。

七、膏滋

膏滋又叫煎膏、蜜膏、膏方，是将食物或药材一起经煎煮、浓缩，加糖、蜂蜜或阿胶、鹿角胶等动物胶类制成的膏状药膳。如龟苓膏、川贝枇杷膏、阿胶核桃糕等。

阿胶核桃糕为民间验方，由阿胶、核桃、黑芝麻、桂圆肉、红枣等组成，既可制成膏方，亦可制成糖果，有养血美容、补肾抗衰、润肠通便的作用，适用于血虚之面色萎黄、心悸失眠、记忆力差，肾虚之头晕目眩、腰膝酸软、须发早白，以及阴血不足之咽干口燥、大便干结等病症的调补。经常食用有美容养颜、改善睡眠，以及抗老延年的功效。

八、汤羹

药膳汤羹，是在普通汤羹的基础上加入药物制成的特殊汤羹。因其制作方便，营养成分不易损失，药效易于发挥，还利于脾胃的消化和吸收，同时还是传统药膳制作形式，故另列一类。

若加入的药物是药食两用的，可直接与食材主料混合同烹；如加入的药物不宜直接食用，可将其先行煎煮去渣，取汁后再与主料同烹，或将药物用纱布袋包扎后与主料同烹，待料熟汤成时捞出药包即可。如当归生姜羊肉汤、十全大补汤、良姜羊肉羹、归参鳝鱼羹等皆为著名的汤羹类药膳。

第四节　家庭药膳食疗的注意事项

药膳在家庭中的应用，应注意辨证施膳、三因制宜以及选好剂型。

一、辨证施膳

辨证施膳是中医学辨证理论在药膳食疗中的具体应用。当疾病的证候、不良体质的类型、亚健康的状态等诊断明确之后，才能确立治疗与调理原则，之后再选择相应的药膳给予针对性的治疗或调养。

家庭使用药膳食疗，必须在中医师指导下，确定使用者所患疾病的不同证候，或体质的不同类型，或亚健康的不同状态之后，再判断所用药膳食疗是否与辨证吻合。选用书籍、刊物、报纸等纸媒或电视、网络、微信等电子信息介绍的药膳食疗，必须选择正规的出版物或靠谱的电子信息。如果再请自己周围的中医工作者给把把关，那就更好不过了。

二、三因制宜，灵活应用

由于季节、节气等天时气候的因素，南北、高下等地理环境的因素，药膳食疗使用者个体的性别、年龄、先天父母禀赋、后天生活习惯等的差异因素，对于个体的体质、亚健康的状态，以及疾病的发生、发展、变化与转归等都有着不同程度的影响，因此在应用药膳进行养生保健、防病疗疾时，就必须根据这些具体因素，灵活应变。

（一）因时制宜

时序有季节、节气、寒暑的变更，在时序的这些变化中，人体的阴阳气血也随之发生变化，在病理过程中对病邪的反应与抵抗能力也有可能不同。因此，应根据季节、节气特点，制订与之相宜的措施，选用不同的药膳，如四季饮茶，除考虑生津解渴、醒脑提神的基本目的之外，更需考虑天人相应、养生保健的要求。

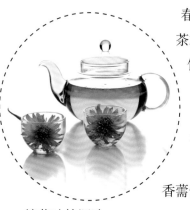

春季养生宜养"生发之气"，疏肝补血，饮茶宜喝茉莉花茶或玫瑰佛手茶。夏季养生宜养"生长之气"，清心补津，饮茶宜喝绿茶或莲子心甘草茶。秋季养生宜养"收敛之气"，润肺补气，饮茶宜喝青茶或枸杞菊花茶。冬季养生宜养"闭藏之气"，补肾温阳，饮茶宜喝红茶、黑茶、普洱或红茶糖蜜饮。

同是感冒，病在夏季就不可过用辛温发散，可选用香薷饮调治；病在冬季则可用辛温解表，可选用葱豉汤、姜糖苏叶饮调治。

（二）因地制宜

地理的南北高下，环境的燥湿温凉，亦对人体正气产生很多影响，所以应根据地理环境不同，制订与之相宜的措施，选用不同的药膳。

如西北地区，地势高而气候寒冷干燥，容易感寒伤燥，耐得辛温，宜用荆芥粥、姜糖苏叶饮等治疗风寒感冒的药膳；东南地区，地势低而气候温暖湿润，容易感热伤湿，耐不得辛温，还需酌加清热化湿之品，宜用香薷饮、薄荷茶等药膳。

另外，因地势高低、气候差异，所以各地膳食口味习惯、食品类别选择也各有特点，如江、浙等地喜食甜咸味；云、贵、川、湘等地喜食辛辣味；晋、陕地区喜食酸味；西北地区喜食牛羊肉、乳制品；沿海地区喜食鱼虾、海味等。在选料与调味时，均需制订与之相宜的措施。

（三）因人制宜

人有男女、老幼、壮衰的不同，对病邪的抵抗力、得病之后的反应及其病后恢复的能力等均存在明显差异。因此，应根据性别、年龄、体质等差异，制订与之相宜的措施，选用不同的药膳。如性别方面，妇女有经、孕、产、乳，特殊时期最易伤血，所以平素应多食用补血为主的药膳食疗方。经期、孕期宜食用红枣糯米粥、阿胶糯米粥；产后受寒、恶露不下或排出不畅，宜食用生化蜜膏、当归生姜羊肉汤；产后泌乳不足，宜食用鸡蛋红糖醪糟、猪蹄黄芪当汤。又如体质方面，体壮者耐攻，应慎用补法；体衰者宜补，却不宜峻补。肝火、肝阳偏亢者，宜少用动火、动风的药膳，如热性药膳，宜用动物性食物尤其是水产品组成的药膳。痰湿偏盛者不可多用性质寒凉、难以消化的膳食。

三、选好剂型，良药可口

药膳是含有药物，具有保健功能、防病治病作用的特殊膳食，同时还有缓见其功、使用期长的特点，所以药膳的剂型选择非常重要。

对此，一是选择有效成分容易溶出的剂型。药膳中的药物是药膳起功效的主要原料，因此药膳制作必须尽可能地促进药物有效成分的析出，避免有效成分的损失，以期更好地发挥药效。煮法、炖法、蒸法等热菜类菜肴剂型，以及汤羹、药粥等剂型，通过水、油等溶媒与温度的作用，可使药物的有效成分充分析出，同时也不易破坏、损伤其有效成分，所以这些制法在药膳中最为常用，其比例可占到药膳品类的一半以上。因酒是一种良好的溶媒，其主要成分乙醇可最大限度地溶解出药物有效成分，故而药酒也是药膳常用的剂型。

二是选择制法及用法简便的剂型。药膳传统剂型中，菜肴、汤羹、粥饭、茶饮等多是现备现做，其中汤羹、药粥、药茶制作简便，特别是汤羹、药粥，不仅制作简便，而且有效成分容易溶出、易于消化，很受人们的欢迎。药酒、膏滋等通常是一次制好，可以长期饮用，食用极为方便。近年来，各地利用现代食品制作工艺，研发出一些糖果、蜜饯、饮料、罐头等药膳新品，也都体现了方便使用、长期应用的特点。

药膳是具有独特色、香、味、形、效的膳食，同时还有缓见其功、使用期长的特点，为了使这种具有"效"的特殊膳食能够发挥其养生保健、防病疗疾的作用，就必须保持膳食可口。

对此，一是以食物为主，不能加药过多，最好选用药食兼用的食材。

二是精细制作。要通过药物与食物的合理搭配，药物恰当的炮制，药膳的精细调味，制成色、香、味、形俱佳的可口膳食。

　　三是注意保养脾胃。由于脾胃为"气血生化之源"，是"后天之本"，因此药膳，尤其是补益类药膳配伍时，需加用消导理气和芳香化浊的药食两用的调料，以保养脾胃，维护人体的消化功能。一方面使药膳的功效易于发挥，另一方面也更便于人们长期使用药膳。

第四章

合理膳食
常见问题

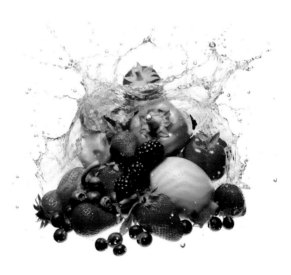

第一节　一般膳食制作常见问题

问题 1. 如何做到食物多样性？

只有一日三餐的食物多样，才有可能达到平衡膳食。然而"今天该吃些什么？"这个问题却着实难倒了一批"掌厨"。

按照一日三餐分配食物品种数，早餐应最少摄入 3~5 种，午餐应摄入 4~6 种，晚餐应摄入 4~5 种，再加上零食 1~2 种。这里面需要涵盖谷类、薯类、蔬菜、水果、动物性食物、大豆以及坚果。

要怎样选择和搭配，才能做到食物既多样又色、香、味俱全呢？

大家可以从以下几个方面着手：

（1）小分量，多几样。选"小份"是实现食物多样的关键措施。同等能量的一份午餐，小份菜肴可以增加食物种类，尤其是儿童用餐时选用小份，可以让孩子吃到品种更多、营养素来源更加丰富的食物。与家人一起吃饭，不仅有利于食物多样、将食物的分量变小，还有利于家庭和睦。

（2）同类食物常变换。每类食物中都包含丰富的品种，可以彼此进行互换，避免食物品种单调，也有利于丰富一日三餐，从而做到食物多样，每天享受色、香、味不同的美食。

例如，主食可以在米饭、面条、小米粥、全麦馒头、杂粮饭之间互换；红薯和马铃薯互换；猪肉与鸡肉、鸭肉、牛肉、羊肉等互换；鱼可以与虾、蟹、贝等水产品互换；牛奶可与酸奶、奶酪、羊奶等互换。

（3）不同食物巧搭配。主食应注意增加全谷物和杂豆类食物，做到粗细搭配。烹调主食时，大米可与糙米、杂粮（如燕麦、小米、荞麦、玉米等），以及杂豆（如红小豆、绿豆、芸豆、花豆等）搭配。二米饭、绿豆饭、红豆饭、八宝粥等都是粗细搭配、增加食物品种的好办法。

荤素搭配，有肉有菜，可以在改善菜肴色、香、味的同时，提供多种营养成分，例如什锦砂锅、炒杂菜等。

此外，食物颜色应深浅搭配。丰富多彩的食物，能给人视觉上美的享受，刺激食欲，食物营养搭配也简单可行。如什锦蔬菜，五颜六色代表了蔬菜不同营养素的特点，同时满足了食物种类的多样化。

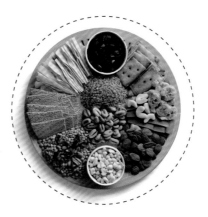

问题 2. 主食选择该避开哪些"雷区"？

谷薯类作为我们日常生活中的主食，对身体健康起着非常重要的作用。在主食原材料的选取和烹饪过程中，有一些"雷区"是经常出现且应当注意避免的。

（1）大米、面粉是否越白越好？为了追求口感和风味，精白米、精白面往往更受消费者的欢迎。其实，提高谷物加工的精度，反而降低了谷物的营养价值。

由于过度加工，谷物籽粒的谷皮、糊粉层、胚芽都被分离出去，仅剩下淀粉含量高的胚乳部分，从而导致营养价值下降，膳食纤维损失严重，B 族维生素和矿物质的流失可高达 60%~80%。因此，长期食用精白米和精白面对健康不利，可造成维生素和矿物质摄入不足，甚至导致维生素缺乏症。如维生素 B_1 缺乏，可引起脚气病。

因此，大米、面粉不是越白越好。从营养学角度，提倡适度地吃全谷物。

（2）做粥时加碱好吗？煮粥时加入少量食用碱，可以使谷物更容易软烂，使粥变得浓稠。因此，有些家庭在制作粥类时喜欢加入一点食用碱。但实际上，烹调谷物类食品不宜加碱，因为加碱会使谷物中的 B 族维生素遭到破坏，从而降低粥的营养价值。

此外，对于脾胃虚弱的、容易消化不良的朋友来说，食用加碱粥更加不利于消化，容易导致食积、腹胀、呕吐。

（3）每天早餐吃油条健康吗？豆浆配油条，是很多朋友早餐的固定搭配，但每天早餐都选择油条却是不健康的。日常生活中，我们应当少吃油条、油饼、炸薯条、炸馒头等油炸谷物类食物。

（4）淘米需要"搓干净"吗？有些朋友在淘米时喜欢反复多次、用力地搓洗，一直洗到淘米水澄清为止。这种做法看似把米洗得十分干净，事实上却损失了谷物中的营养素，尤其是 B 族维生素，反而不利于身体健康。

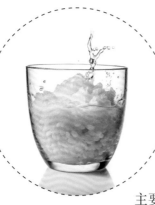

因此，淘米不宜用力揉搓，淘洗次数不宜过多，洗去表面浮灰即可。

（5）"营养强化食物"好不好？食物营养强化是将一种或多种微量元素添加到食物中，从而提高使用人群相应微量元素摄入的方法。

强化营养素的食品一般被称为营养强化食品。我国主要有加碘食盐及添加了维生素 B_1、维生素 B_2、烟酸、钙、铁等微量营养素的强化食物。

食用营养强化食品应注意：

第一，优先从膳食中获取各种充足的天然营养素。对于健康人来说，除碘等个别营养素外，通常可以通过合理膳食满足机体对营养素的需求，因为天然食物中除了含有多种营养成分，还含有许多其他有益健康的成分。对预防慢性病、促进健康具有重要的作用。因此，只有当膳食不能满足营养需要时，才可以根据自身的生理特点和营养需求，选择适当的营养强化食品。

第二，科学选购，合理使用。应根据可能缺少的某些营养素，有针对性地选择所需要的营养强化食品。选购前应注意阅读营养标签，根据营养强化食品中营养素的含量及适宜人群，适当选择相关产品及使用剂量。

第三，不缺不补，缺了再补。值得注意的是，营养强化食品不是越多越好，不能盲目使用，以免适得其反。

（6）特殊类型膳食模式可取吗？近年来，基于对疾病的恐惧和某些疾病治疗的需要，多样膳食模式在网络上传播兴起，如低碳水化合物饮食、生酮饮食、轻食、辟谷等，这些均不是健康人群的膳食模式，也没有证据表明长期采用这些膳食模式会更健康。

问题 3. 如何挑选蔬菜、水果？

日常膳食中，蔬菜、水果的充足对健康十分重要。蔬菜、水果品种很多，不同蔬果的营养价值也相差很大，只有选择多种多样、五颜六色的蔬果并合理搭配，才能够做到食物多样，享受健康膳食。挑选到健康的、适应季节的蔬菜、水果并妥善搭配，是每个"掌厨"应该具备的基本技能。

挑选合适的蔬菜、水果，可以从以下几个方面来着眼：

第一，注重新鲜。应季的蔬菜、水果颜色鲜亮，如同鲜活有生命的植物一般，其水分含量高，营养丰富，味道清新，而且仍在进行着呼吸和成熟等植物生理活动。食用这样的新鲜蔬菜、水果对人体健康益处多多。

建议每天早上买好一天的新鲜果蔬用于当日食用。若购买的新鲜果蔬量较多时，应将它们按照每次食用量分别用厨房用纸包起来，放入冰箱冷藏，并尽早食用。

无论是蔬菜还是水果，如果放置时间过长，不仅水分丢失，口感也不好。蔬菜发生腐烂时，还会导致亚硝酸盐含量增加，对人体健康不利。放置过久或干瘪的水果，不仅水分丢失，营养素和糖分同样有较大变化。

腌菜和酱菜是储存蔬菜的方式，也是风味食物。因制作过程中要使用较多的食盐，不建议多吃。

第二，看颜色。根据颜色深浅，蔬菜可以分为深色蔬菜和浅色蔬菜。深色蔬菜是指深绿色、红色、橘红色和紫红色蔬菜，具有营养优势，应注意多选择。

深绿色蔬菜，如菠菜、油菜等；橘红色蔬菜，如胡萝卜、西红柿等；紫红色蔬菜，如紫甘蓝、红苋菜等。

选择不同颜色的蔬菜也是方便易行的实现食物多样化的方法之一，每天深色蔬菜的摄入量应占蔬菜总摄入量的 1/2 以上。

第三，多品种。植物的品类有上千种，含有的营养素和植物化学物种类也各不相同，因此挑选和购买蔬菜时要多变换种类，每天至少达到 3~5 种。

土豆、芋头等根茎类蔬菜含有较高的淀粉。

叶菜、十字花科蔬菜，如油菜、西蓝花、各种甘蓝等富含膳食纤维和异硫氰酸盐等有益物质，应该多选。

西红柿、青椒、南瓜、茄子等瓜茄类蔬菜维生素 C 和类胡萝卜素含量较高。

鲜豆类是居民常选菜肴之一，蚕豆、豌豆、菜豆、豇豆、豆角等风味独特，含有丰富的氨基酸、多种矿物质和维生素。

菌藻类食物，如香菇、平菇等，维生素 B_2、铁、硒、钾等的含量都很高；海带、紫菜富含碘。

每种蔬菜特点都不一样，所以应该不断更换品种，享受大自然的丰富多彩。

水果的种类繁多，除了从颜色和甜度来区别水果种类外，还可以从季节来区分。夏天和秋天是水果最丰富的季节，不同的水果甜度和营养素含量有所不同，每天至少1~2种，首选应季水果。

问题4. 常见的蔬菜种类有哪些？

面对菜市场中五颜六色的蔬菜，哪些含维生素多？哪些富含多糖？哪些能提供微量元素？哪些属于深色蔬菜？哪些属于浅色蔬菜？

蔬菜按其可食部位和结构不同，分为根茎类、叶菜类、瓜茄类、鲜豆类、花芽类和菌藻类蔬菜；还可以根据颜色的不同分为深色蔬菜和浅色蔬菜。

常见的蔬菜种类有：

叶、花和嫩茎类的油菜、菠菜、菜花、青菜、芹菜、竹笋等。

根茎类和薯芋类的白萝卜、胡萝卜、甜菜头、芋头、山药等。

瓜茄类的南瓜、胡瓜、茄子、西红柿、青椒等。

鲜豆类的菜豆、豌豆、扁豆、蚕豆、豆角等。

蒜葱类的大蒜、大葱、青葱、韭菜、洋葱等。

水生蔬菜类的藕、茭白、慈姑、菱角等。

菌藻类的蘑菇、香菇、平菇、木耳、银耳、海带、裙带菜、紫菜等。

树生菜类的香椿和槐花等。

野菜类的苜蓿和荠菜等。

按照颜色来分有：

深绿色蔬菜有菠菜、油菜、芹菜、空心菜、莴苣菜、韭菜、西蓝花、萝卜缨、荠菜、茼蒿、西洋菜等。

橘红色蔬菜有西红柿、胡萝卜、南瓜、彩椒、红辣椒等。

紫红色蔬菜有红苋菜、紫苋菜、紫甘蓝、紫菜薹等。

每类蔬菜各有其营养特点：

嫩茎叶花菜类蔬菜，如油菜、菠菜、西蓝花，富含 β–胡萝卜素、维生素 C、维生素 B_2、矿物质。受光合作用影响，叶类蔬菜的维生素含量一般高于根茎类和瓜菜类。

一般深色蔬菜的 β－胡萝卜素、维生素 B_2 和维生素 C 含量均较高，且含有更多的植物化学物。植物性食物中的胡萝卜素可以转化成维生素 A。

十字花科蔬菜，如紫甘蓝、包菜等，富含植物化学物，如异硫氰酸盐。

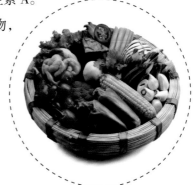

葱蒜类，如洋葱、大蒜、韭菜等，含有丰富的含硫化合物和一定量的类黄酮、皂苷类化合物。

食用菌类，如口蘑、香菇、木耳等，含有蛋白质、多糖、维生素 D 的前物质麦角固醇等。

藻类，如紫菜、海带等，富含碘。

问题 5. 日常蔬果怎么搭配才健康?

每天保持一定的蔬果摄入对我们的身体健康大有裨益，那么，怎样搭配才能够达到每天足量的蔬果目标呢?

可以从以下三个方面来着手:

第一，餐餐有蔬菜。对于三口之家来说，一般全家每天需要购买三种或不少于 1 千克的新鲜蔬菜，并将其分配在一日三餐中。

中、晚餐时，每餐至少有两个蔬菜的菜肴。适合生吃的蔬菜可作为饭前饭后的零食和茶点，既保持了蔬菜的原汁原味，又有益健康。

在一餐的食物中，首先保证蔬菜重量大约占 1/2，这样才能满足一天量的目标。在食堂就餐，每顿饭的蔬菜也应占整体膳食餐盘的 1/2。

第二，天天吃水果。一个三口之家，一周应该采购 4.5~7 千克的水果。应选择新鲜应季的水果，变换种类购买。

在家中或工作单位，把水果放在容易看到和方便拿到的地方，这样随时可以吃到。有小孩儿的家庭应注意培养孩子吃水果的兴趣，家长应以身作则，可以将水果放在餐桌上或加入酸奶中食用。

这里需要注意的是，由于大多数水果性质寒凉，所以建议在上午或下午四点钟之前食用，不宜晚餐后或睡前食用水果。同时应避免一次性大量进食水果或用水果代餐，以免加重胃肠道负担，反而不利于健康。

第三，蔬果巧搭配。以蔬菜菜肴为中心，尝试一些新的食谱和搭配，让五颜六色的蔬菜、水果装点餐桌，愉悦心情。单位食堂也应提供如什锦蔬菜、大拌菜等菜肴，利于人们进食更多的蔬菜、水果。

深色叶菜应占蔬菜总量的 1/2，红、绿叶菜及十字花科蔬菜（包含油菜、青菜、大白菜、 小白菜、西蓝花、包菜、羽衣甘蓝、绿叶甘蓝、抱子甘蓝、萝卜、芥菜、芜菁等）更富含营养价值。

蔬菜、水果各有营养特点，不能替代或长期缺乏。多吃蔬果也是减少能量摄入的好办法。

很多血糖偏高的朋友可能会担心，水果吃多了，会不会增加自己高血糖的风险呢？

水果中含糖量高（15% 以上）的有枣、椰肉、香蕉等；含糖量低的水果有草莓、柠檬、杨梅、桃等。大家可以根据自己的情况选择性食用。

问题 6. 奶类和大豆怎么吃才健康？

奶类和大豆制品都富含优质蛋白，是膳食的重要组成部分。那么，日常膳食中，奶类和大豆怎么安排着吃才最健康呢？

第一，我们可以选择多种奶制品。常见的奶有牛奶、羊奶、马奶等，其中以牛奶的消费量最大。鲜奶精加工后可制成各种奶制品。市场上常见的有液态奶、奶粉、酸奶、奶酪和炼乳等。与液态奶相比，酸奶、奶酪、奶粉有不同的风味，又有不同蛋白质浓度，可以多品尝，确保饮食多样性。

酸奶常含有益生菌，经过发酵，乳糖、蛋白质和脂肪都有部分分解，更容易被人体消化吸收。经过发酵的酸奶和丰富的益生菌对人体健康益处良多。

需要注意的是，乳饮料不属于奶制品。

第二，大豆及其制品可以换着花样经常吃。大豆包括黄豆、青豆和黑豆。我国大豆制品有上百种，通常分为非发酵豆制品和发酵豆制品两类。

非发酵豆制品有豆浆、豆腐、豆腐干、豆腐丝、豆腐脑、豆腐皮、香干等。发酵豆制品有腐乳、豆豉等。

一般家庭和餐馆都将豆腐作为常见菜肴，可凉拌也可热炒。一块豆腐，正好为三口之家提供一盘菜肴。

每周可轮换食用豆腐、豆腐干、豆腐丝等制品。如早餐安排豆腐脑和豆浆，午餐、晚餐可以使用豆腐、豆腐丝、豆腐干等做菜，既变换口味，又能满足营养需求。

家庭泡发大豆也可与饭一起烹饪，提高蛋白质的利用率。家庭自制豆芽、打豆浆喝也是日常食用豆制品的不错方法。

第三，把牛奶制品、豆制品当作膳食组成的必需品。每天相当于300毫升液态奶的奶制品摄入听上去似乎量很大，让人无从下手，但实际上要做到并不难。

例如，早餐或上午工作间歇饮用一杯200~250毫升的牛奶，午饭后或下午工作间歇加一杯100~125毫升酸奶即可。

对于儿童来说，早餐可以食用两到三片奶酪，课间再饮一瓶牛奶或酸奶即可。

奶粉、奶酪更容易储存，运输不便的地区可以采用奶粉冲调饮用。奶酪、奶皮也是不错的浓缩奶制品。市场上小店铺里售卖的奶茶质量参差不齐，部分为食用色素和香精调配而成，且含糖量高，不建议购买食用。

超重和肥胖者宜选择饮用脱脂奶或低脂奶，儿童应该从小养成健康食用牛奶、奶酪和酸奶的习惯，增加钙、优质蛋白和微量营养素的来源。

另外，在食用奶制品时，以下几点细节需要注意：

受体质因素影响，我国居民中有相当一部分人在饮用牛奶后会出现腹胀、腹泻、消化不良等"牛奶不耐受"症状，这类人群在食用奶制品时可以选择用酸奶、奶酪来替代液态奶。

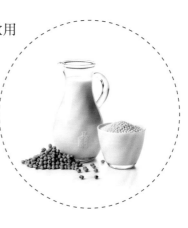

液态奶饮用时可稍加热或平衡至室温，不要饮用凉奶，最好安排在上午饮用，应避免晚餐后或睡前饮用奶类，以免影响消化和睡眠。

酸奶是不能够加热饮用的。

问题7. 如何科学烹调菜肴？

人有一日三餐，每天都要吃很多菜。烹调菜肴是有很多小秘诀的，如果掌握了它们，做出来的菜不仅色香味俱全，还会具有更全面的营养价值呢！

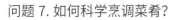

蔬菜中含有丰富的纤维素、半纤维素、果胶等膳食纤维。蔬菜中营养素的含量除了受到产地、季节、采摘细节、食用部位以及品种不同的影响之外，受烹饪加工方法的影响也非常大。

加热烹饪除改变食物口感和形状外，一定程度上可降低非根茎类蔬菜的营养价值，如引起维生素的降解和矿物质的流失。根据蔬菜特性，选择适宜的加工处理和烹饪方法，可以较好地保留营养物质。

下面就给大家说几个烹饪小秘诀！

第一，先洗后切，尽量用流水冲洗。蔬菜不要在水中长时间浸泡，切后再洗会使蔬菜中的水溶性维生素和矿物质从切口处流失过多，洗净后尽快加工处理使用，最大限度地保证营养素的摄入。

西红柿、黄瓜、生菜等可生吃的蔬菜应在洗净后直接食用。

第二，开汤下菜。水溶性维生素，如维生素C、B族维生素等对热敏感，沸水能破坏蔬菜中的氧化酶，从而降低对维生素C的氧化作用。

另一方面，水溶性维生素对热敏感，加热又增加其损失，因此掌握适宜的温度，蔬菜在水开后再下锅更能保持营养。

另外，水煮根茎类蔬菜还可以软化食物纤维，改善蔬菜的口感。

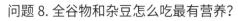

第三，急火快炒。急火快炒能够缩短蔬菜的加热时间，减少营养素的流失。但是有些豆类蔬菜如四季豆，需要充分加热。

第四，炒好即食。已经烹调好的蔬菜应尽快食用，现做现吃，避免反复加热。这不仅是因为营养素会随储存时间延长而丢失，还可能因细菌对硝酸盐的还原作用，增加蔬菜中亚硝酸盐的含量，从而增加致癌风险。

问题8. 全谷物和杂豆怎么吃最有营养？

全谷物类食物富含膳食纤维，最大限度地保留了其天然营养成分，还可以降低血糖生成指数，是一类非常好的膳食来源。但全谷物入口感觉粗糙，杂豆不好煮熟，习惯精制米面细软口感的我们可能会觉得难以下咽。

怎样才能把全谷物和杂豆类膳食烹饪得好吃呢？今天我们就来聊聊这个话题！

全谷物是指经过清理但未经进一步加工，保留了完整颖果结构的谷物籽粒，或虽经碾磨、粉碎、挤压等方式加工，但皮层、胚乳、胚芽的相对比例仍与完整颖果保持一致的谷物制品。

全谷物和杂豆本是两类食物，因为它们的共同特点是仅经过了碾磨、粉碎、挤压等简单处理，胚乳、胚芽、种皮等相对完整，最大限度地保留了其天然营养成分。

这一部分食物，我们日常生活中该怎么烹饪食用呢？

全谷物保留了天然谷物的全部成分，与精制谷物相比，全谷物可以提供更多的B族维生素和维生素E、矿物质、不饱和脂肪酸、膳食纤维等营养成分及有益健康的植物化学物。

全谷物食物种类众多，营养丰富。推荐每天吃全谷物食物50~150克，相当于一天谷物量的1/4~1/3。

全谷物如小米、玉米、燕麦、全麦粉等可以直接混合，作为主食或粥类。一日三餐中至少一餐用全谷物，如早餐吃小米粥、燕麦粥、八宝粥、全谷物面包等。午餐、晚餐中可以在小麦面粉中混合玉米粉，或者选用全麦粉，在白米中放一把糙米、燕麦片等，以全谷物比例占1/4或1/3为宜。

我国传统饮食习惯中，作为主食的大米、小麦、玉米、大麦、燕麦、黑麦、黑米、高粱、青稞、黄米、小米、粟米、荞麦、薏米等，如果加工得当，均是全谷物的良好来源。

全谷物入口感觉粗糙，杂豆不好煮熟，适宜的烹饪方法十分重要。对此可以使用现代厨房炊具来改善口感。例如用豆浆机制作全谷米糊；采用电饭煲、高压锅烹煮八宝粥、豆粥；采用电蒸锅蒸玉米棒、杂粮馒头等，均可使其口感柔软。另外，在烹饪过程中加入芝麻粉、葡萄干和大枣等，可使膳食更加美味。

红豆、绿豆、芸豆、花豆等属于除了大豆之外的杂豆，它们并不是谷类，因为一般都可以整粒食用，所以也放在这里一起讨论。

杂豆可以和主食搭配使用，发挥膳食纤维、B族维生素、钾、镁等均衡营养作用，提高蛋白质的互补和利用。

各种豆馅儿还是烹制主食的好搭档。

豆浆机制成的五谷豆浆也是营养价值高的佐餐伙伴。

有些杂豆还可以做成可口的菜肴，比如芸豆、花豆、红豆，煮松软后再适当调味，可制成美味的凉菜；绿豆或红豆，泡涨发芽，可以炒菜。

问题9. 坚果吃得越多越好吗？

坚果是植物的精华部分，一般都营养丰富，口感酥脆或者香甜，对人体生长发育、增强体质、预防疾病有极好的功效。每周吃适量的坚果，还有利于心脏健康。那么，坚果是不是吃得越多越好呢？

老祖宗留给我们一个成语，叫"适可而止"，还有一个成语叫"过犹不及"，中正平和的原则不仅适用于为人做事，也同样适用于吃坚果。

坚果虽有益，但吃起来也要有"度"，不宜过量。

坚果是人们休闲、接待嘉宾、馈赠亲友时的常见食品，是较好的零食和餐饮原料。坚果按照原料来源分为树坚果和果实种子。

常见树坚果主要有核桃、扁桃仁、杏仁、腰果、开心果、松子、榛子等。

果实种子有花生、葵花籽、南瓜子等。

坚果属于高能量食物，但含有较高水平的不饱和脂肪酸、维生素E等营养素，故适量摄入有益健康。

由于坚果脂肪含量高，若不知不觉摄入过多，容易导致能量过剩，所以应适量食用。《中国居民膳食指南（2022）》推荐，平均每周食用坚果50~70克，平均每天10克左右即可，相当于带壳葵花籽20~25克，或花生15~20克，或核桃2~3个。

如果一不小心摄入过多，应减少一日三餐中其他食物来源。

食用的坚果以原味坚果为首选。

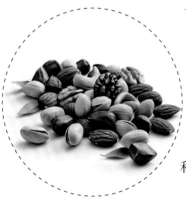

坚果可以作为零食食用，在办公场所的休息时间安排坚果类食品，既可活跃气氛，又可补充营养素。

坚果还可以作为烹饪的辅料加入正餐之中，如西芹腰果、腰果虾仁等。

坚果也可以和大豆、杂粮等一起做成五谷杂粮粥，和主食类食物一起搭配食用。

问题 10. 蔬菜和水果能相互替代吗？

蔬菜和水果有什么不同？果汁、果干等加工水果制品能不能替代新鲜水果呢？小孩子不爱吃蔬菜，可以用多吃水果来替代吗？

蔬菜和水果是不同种类的食物，其营养价值和风味各有特点。尽管蔬菜和水果在营养成分和健康效应方面有很多相似之处，但两者之间还是不可以互相替代的。

蔬菜品种远多于水果，而且蔬菜特别是深色蔬菜的维生素、矿物质、膳食纤维和植物化学物的含量都高于水果。因此，水果不能代替蔬菜。

水果中游离糖、有机酸、芳香物质比新鲜蔬菜多，果糖含量高，且水果食用前不用加热，其营养成分不受烹调因素影响，因而蔬菜也不能代替水果。

在日常膳食中，水果可以对蔬菜摄入不足起到一定的补充作用，但并不能替代。蔬菜、水果都有好的口感和风味，爸爸妈妈们可以在烹饪蔬菜时花些心思，制作精巧可爱的蔬菜拼盘，来引起孩子对蔬菜的兴趣，让他们学会享受食物的丰富多彩。

水果制品可以代替水果吗？

新鲜的水果一般都难以长期保存，携带和食用都比较麻烦。随着现代工业的发展，出现各种水果加工制品。常见的水果制品有果汁、水果罐头、果脯、果干等。

果汁是由水果压榨去掉残渣而制成的，这些加工过程会使水果中的营养成分，如维生素 C、膳食纤维等产生一定量的损失。

果脯是将新鲜水果糖渍而成，维生素损失较多，且含糖量较高。

果干是将新鲜水果脱水而成，维生素损失较多。

水果制品失去了新鲜水果的感观、自然香味等天然特征，维生素等营养素流失较多，因此不能代替新鲜水果。

用果汁代替水果对儿童健康也不利，容易使儿童牙齿缺乏锻炼，使面部皮肤、肌肉力量变弱、眼球的调节功能减弱。

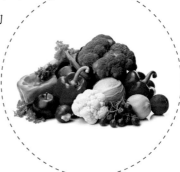

但是在外出需要携带方便的情况下，或者水果不足时，也可以用果汁、果干、水果罐头等制品进行补充。

问题 11. 为什么喝豆浆必须煮透？

豆浆是我国人民最喜欢的早餐之一，很多人都喜欢自己制作符合个人口味的豆浆饮用。只需要将心仪的豆类洗净、浸泡后放入豆浆机，加入适量清水，按下按键，一杯香喷喷的豆浆就做好了。

在饮用豆浆，特别是饮用自制豆浆的时候，我们需要特别注意，豆浆一定要煮透了再喝，这是为什么呢？

黄豆中含有皂角素，对消化道黏膜有较强的刺激性，可引起局部充血、水肿及出血性炎症。

大豆中还含有一些抗营养因子，如胰蛋白酶抑制因子、脂肪氧化酶和植物红细胞凝集素等，这些抗营养因子能降低人体对蛋白质的消化能力，引起凝血、妨碍碘的代谢等，对人体健康不利。

饮用生豆浆或未煮开的豆浆后数分钟至一小时内即可引起中毒，出现恶心、呕吐、腹痛、腹胀和腹泻等胃肠道症状。

生豆浆中含有的皂角素和抗营养因子遇热不稳定，通过加热处理即可消除。因此生豆浆必须先用大火煮，再改用文火维持五分钟左右，使这些有害物质被彻底破坏后才能饮用。

另外，必须注意豆浆的"假沸"现象，烧煮豆浆时需用汤匙充分搅拌，直至真正的煮沸。煮透后的豆浆才能饮用。

问题 12. 如何把好鱼、禽、蛋、瘦肉的适量摄入关？

如果说世界上什么饭最难做，那一定是"随便"；如果说世界上什么度最难把握，那一定是"适量"了。

《中国居民膳食指南（2022）》中提出，我们要"适量吃鱼、禽、蛋、瘦肉"。那么这个"适量"是指多少？在日常生活中又该如何把住"适量"这个关呢？

第一，控制总量，分散食用。成人每周水产品和禽畜肉摄入总量不超过 1.1 千克，鸡蛋不超过 7 个。我们应将这些食物分散在每天各餐中，避免集中食用。最好每餐有肉，天天有蛋，以便更好地提供优质蛋白和发挥蛋白质的互补作用。

食谱定量设计，能有效控制动物性食物的摄入量。家庭、学校、幼儿园等都应该学习制定食谱。一周内的鱼和禽畜肉、蛋可以互换，但不可用畜肉全部取代其他。

每天最好不少于 3 类动物性食物。

第二，小分量，量化有数。在烹制肉类时，可将大块肉切成小块后再烹饪，以便食用者掌握摄入量。

肉可切成片或丝烹饪，少做大排、红烧肉、红烧鸡腿等。

了解食材重量，便于烹饪时掌握食块的大小及食用时主动设计食物的摄入量。一个鸡翅就可以满足每天肉类建议量。

小分量是食物多样和控制总量的好办法。

第三，在外就餐时减少肉类摄入。在外就餐时，会不自觉地增加动物性食物的摄入量。意识到在外就餐的弊端，我们应当尽量减少在外就餐的次数。如果需要在外就餐，点餐时要做到荤素搭配，清淡为主，尽量用鱼和豆制品代替禽畜肉。

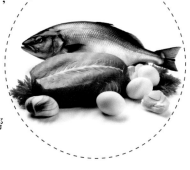

如果感觉某天肉类摄入过量，影响到了消化，可以在餐后喝点山楂汤，或者在用餐过程中添加一些能帮助清爽口感和消化的菜品，如十香菜等。

问题 13. 鱼类和蛋类怎么吃最营养？

鱼类和蛋类是日常膳食中不可或缺的两个重要组成部分。在烹调鱼和蛋类的时候有哪些注意事项呢？

如何合理烹调鱼类和蛋类？

鱼、虾等水产品可以采用蒸、煮、炒、熘等方法。

煮，对营养素的破坏相对较小，但可使水溶性维生素和矿物质溶于水中，其汤汁鲜美，不宜丢弃。

蒸，与水接触比煮要少，可溶性营养素的损失也较少。因此，提倡多用蒸的方法。如果蒸后浇汁，既可减少营养素丢失，又可增加美味。

鸡蛋营养丰富。蛋黄是鸡蛋营养素种类和含量集中的部位，不能丢弃。

鸡蛋可采用煮、炒、煎、蒸等方法。

蛋类在加工过程中营养素损失不多，但加工方法不当，会影响消化、吸收和利用。

煮蛋一般在水烧开后，小火继续煮 5~6 分钟即可，时间过长会使蛋白质过分凝固，影响消化、吸收。

煎蛋时火不宜过大，时间不宜过长。否则可使鸡蛋变硬、变韧，既影响口感又影响消化。

鸡蛋的大小不一。一般鸡蛋重量为45~55克，但有的鸡蛋小于40克，有的则在60克以上。了解鸡蛋大小、重量不同，有利于掌握摄入量。

吃鸡蛋时需要注意：不吃生鸡蛋，不喝生蛋清，不弃蛋黄。

生鸡蛋的蛋白质呈胶状，人体不易消化、吸收。生蛋清中含有抗生物素蛋白和抗胰蛋白酶物质，前者影响生物素的吸收，后者抑制胰蛋白酶的活力，妨碍蛋白质的消化。

民间有用"沸水冲生鸡蛋"制作鸡蛋茶的验方，并不算生吃。

另外，鸡蛋除了有较高的食用价值，外用还有很好的药用价值。

用鸡蛋黄炼制的蛋黄油对宝宝湿疹、红屁股和局部小范围的烧烫伤有很好的治疗作用。

《中药大辞典》中还记录了一个治疗神经性皮炎、牛皮癣的小验方——取鸡蛋2个，将外壳经酒精消毒后完整地放入口径较鸡蛋略大的瓶内，加醋半斤浸泡，瓶口密封，置阴暗处；7昼夜后取出鸡蛋，去壳，将蛋清与蛋黄放入消毒瓶内，盖紧备用。用时以棉球蘸药涂于患部，每日数次，每次反复涂擦1~2分钟，必须连续治疗，不能间断。一般涂药数次后鳞屑逐渐脱落，剧痒减轻或停止。此时如继续用药则病灶可逐渐缩小，如中断治疗则会反复。病程久者，治疗时间亦长。

问题14. 烹饪畜禽肉需要注意些什么？

一般而言，市场上常见的畜禽肉有鲜肉、冷鲜肉、冷冻肉，其中冷鲜肉较常见。畜禽肉可采用炒、烧、爆、炖、蒸、熘、焖、炸、煨等方法。在滑炒或爆炒前可挂糊上浆，既可增加口感，又可减少营养素丢失。

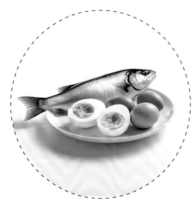

在烹饪畜禽肉时，以下几点需要注意：

第一，多蒸煮，少烤炸。肉类在烤或油炸时，由于温度较高，会使营养素遭受破坏。如果方法掌握不当，如连续长时间高温油炸，油脂反复使用，明火烧烤等，容易产生一些致癌化合物，污染食物，影响人体健康。

第二，既要喝汤，更要吃肉。我国南方地区居民炖鸡有喝汤弃肉的习惯，这种吃法不能使食物中的营养素得到充分利用，且会造成食物资源的极大浪费。实际上，肉质部分的营养价值比鸡汤高得多。

第三，少吃熏腌和深加工肉制品。烟熏和腌制肉类制品是我国一些地区传统保存食物的方法，在制作的过程中也赋予了食物特殊的风味。但这些加工方法不仅使用了较多的食盐，同时油脂过度氧化等也存在一些食品安全问题，长期食用会给人体健康带来风险，因此应尽量少吃。肉类深加工制品，如火腿肠、肉松、蟹肉棒、四喜丸子、鱼干等，由于油盐用量高，保存期长，不如鲜肉或冷鲜肉，不宜多吃。此外，购买风味腊肉的时候应注意食品标签。

第四，动物内脏适量吃。常见的动物内脏食物有肝、肾、肺和肠等，这些内脏食物中含有丰富的脂溶性维生素、B族维生素、铁、硒和锌等，适量摄入可弥补风味和日常膳食不足。建议每月可食用动物内脏食物 2~3 次。因为多数内脏产品胆固醇含量颇高，所以每次摄入量不要过多。

猪肝 16 克可满足成人一日维生素 A 的需要，72 克可满足维生素 B_2 的需要，33 克可满足铁的需要；猪肾 45 克，可满足成人一日硒的需要。

第五，不夸大鲍鱼、海参的营养价值。传统认为鲍鱼、海参、燕窝等都可以给人体提供特别的营养补充，从其价格和营养成分比较就是物以稀为贵了。

鲍鱼、海参的主要营养价值也是蛋白质，特别是胶原蛋白，吃吃很好，但没有必要过分追求。

问题 15. 胆固醇到底好不好？

很多人都觉得"胆固醇"不是个好东西，"高胆固醇"的食物更是可怕，它们都和动脉粥样硬化、血栓、脑卒中、心梗等心脑血管疾病密切相关，有些人为了减少胆固醇的摄入，甚至在吃鸡蛋时丢弃掉蛋黄。

那么，问题来了，胆固醇到底是个什么东西？对我们的身体只有坏处吗？

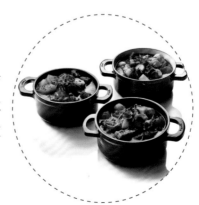

胆固醇属于类脂，具有环戊烷多氢菲的基本结构。人体各组织中皆含有胆固醇，在细胞内除线粒体膜及内质网膜中含量较少外，是许多生物膜的重要组成成分。

胆固醇是体内合成维生素 D_3 及胆汁酸的前体。

维生素 D_3 调节钙磷代谢，胆汁酸能乳化脂类，使之与消化酶融合，是脂类和脂溶性维生素消化与吸收的必需条件。

胆固醇在体内还可以变成多种激素，包括影响蛋白质、糖和脂类代谢的皮质醇，与水和电解质体内代谢有关的醛固酮，以及性激素、睾酮和雌二醇。

血脂是血中所含脂质的总称，其中包含胆固醇。血脂异常引起动脉粥样硬化的机制，是目前研究的热点。

现有研究结果证明，高胆固醇血症最主要的危害是易引起冠心病、脑卒中及其他动脉粥样硬化性疾病。

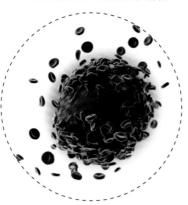

人体内的胆固醇主要有两个来源：一是内源性的，主要是由肝脏利用醋酸及其前体合成，人体内每天合成的胆固醇 1~1.2 克，是人体内胆固醇的主要来源；二是外源性的，即机体通过食物摄入的胆固醇，经膳食摄入的胆固醇仅占体内合成胆固醇的 1/7~1/3。

膳食胆固醇的吸收及其对血脂的影响因遗传和代谢状态不同而存在较大的个体差异。部分人胆固醇摄入量高时还反馈抑制自身胆固醇的合成。

近年研究表明，人体自身脂肪代谢对血中胆固醇的影响要大于膳食中胆固醇摄入的量。另外，脂肪酸的性质对胆固醇合成速率和血中脂质水平的影响更明显。

《中国居民膳食营养素参考摄入量（2013 版）》删除了对膳食胆固醇的上限值（2000 年版胆固醇上限值是每天 300 毫克），但这并不意味着胆固醇的摄入可以毫无节制。

血液胆固醇与心血管疾病的关系是确凿的，对患慢性病、血脂偏高或有家族史的高危人群，仍需注意控制膳食胆固醇的摄入量。

问题 16. 哪种鸡蛋更有营养？

有些人在买鸡蛋时很在乎蛋皮的颜色，认为红皮鸡蛋比白皮鸡蛋营养价值高，是这样的吗？

当然不是！

测定结果表明，红皮鸡蛋与白皮鸡蛋两者营养素含量并无明显差别。

白皮与红皮鸡蛋蛋白质含量均为 12% 左右；脂肪含量红皮的略高，为 10.5%，白皮的略低，为 9.0%，其他营养素含量都是白皮鸡蛋较高，而红皮鸡蛋较低。

蛋壳的颜色主要是由一种称为卵壳卟啉的物质决定的。有些鸡血液中的血红蛋白代谢可产生卵壳卟啉，因而蛋壳呈浅红色。而有些鸡如来航鸡、白洛克鸡和某些养鸡场的鸡不能产生卵壳卟啉，因而蛋壳呈现白色。由此可见，鸡蛋的颜色完全是由遗传基因决定的。因此，在选购鸡蛋时，无须注重蛋皮的颜色。

土鸡蛋和洋鸡蛋到底有什么区别？哪个营养价值更高呢？

真正意义上的土鸡蛋应该是完全散养，没有使用饲料，主要以虫子、蔬菜、野草等为食物的土鸡所生的蛋。

洋鸡蛋是养鸡场或养鸡专业户用合成饲料喂养的鸡所生的蛋。

洋鸡蛋个头比较大，但蛋黄没有土鸡蛋大。相对而言，土鸡蛋的蛋白质、碳水化合物、胆固醇、钙、锌、铜、锰含量较高一些，而脂肪、维生素 A、维生素 B_2、烟酸、硒等含量较低，其他营养素差别不是很大。土鸡蛋中胆固醇含量比洋鸡蛋高出两倍多，其原因可能与蛋黄所占比例较高有关。

问题 17. 鲍鱼和鱼翅的营养价值有多高？

鲍鱼和鱼翅自古在中国被视为海味之极品，因其价格昂贵，民间有"一口鲍鱼一口金""鱼翅价比黄金"的说法。那么，鲍鱼和鱼翅的营养价值有多高？是否也像其价格一样高呢？

当然不是！

鲍鱼为单壳贝类，属海洋软体动物。从营养角度看，鲍鱼的营养价值并不很突出。每 100 克鲍鱼中含蛋白质 12.6 克，并不比黄鱼多，与蛤蜊相近，脂肪含量较低，但是胆固醇含量较高，其含量是大黄鱼的 2.8 倍、蛤蜊的 1.6 倍。

鲍鱼的维生素 E、维生素 E、钙、铁、锌的含量较高，但锌的含量不如蛤蜊。鲍鱼中的营养素含量与其他水产动物比较，有高有低，营养价值并不像人们所认为的那样高。

鱼翅是由鲨鱼、鲛鱼和银鲛鱼的鳍加工制作而成。分析结果显示，其营养成分并无特别之处。

《本草纲目》载"（鲛鱼）背上有鬣，腹下有翅，味并肥美，南人珍之"，相传国人食用鱼翅的习惯源于郑和。鲨鱼翅本身无味且营养价值较低，但由于某些欧美国家长时间捕杀鲨鱼获取鱼翅，如今鲨鱼已经岌岌可危，这对海洋平衡产生了负面影响。

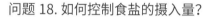

因此，无论从保护自然生态的角度，还是从营养学角度来看，都应该拒绝购买和食用鱼翅。

问题 18. 如何控制食盐的摄入量？

少盐饮食，说起来简单，但有些人已经习惯了"重口味"，又该怎样有效控制食盐的摄入量呢？盐加得少了不好吃，影响食欲怎么办？下面的几个办法能够帮到你！

第一，选用新鲜食材，巧用替代方法。烹调时尽可能保留食材的天然味道，这样就不需要加入过多的食盐等调味品来增加食物的滋味。另外，可通过不同味道的调节来减少对咸味儿的依赖，如在烹调菜肴时放少许醋，提高菜肴的鲜香味，有助于适应少盐食物；也可以在烹调食物时使用花椒、八角、辣椒、葱、姜、蒜等天然调味料来调味。

高血压风险较高人群也可以酌情使用高钾低钠盐，既满足了咸味的要求，又可减少钠的摄入。

第二，合理运用烹调方法。烹制菜肴时，可以等到快出锅时或关火后再加盐，能够在保持同样咸度的情况下，减少食盐的用量。

对于炖煮菜肴，由于汤水较多，更要减少食盐用量。

烹制菜肴时加糖会掩盖咸味，所以不能仅凭品尝来判断食盐是否过量，而应该使用量具。

用咸菜做烹调配料时，可先用水冲洗或浸泡，以减少盐的含量。

第三，做好总量控制。在家烹饪时的用盐量不能完全按照每人每天 5 克计算，也应考虑成人与孩子的差别。还应计算日常食用的零食、即食食品、黄豆酱、酱油等食盐含量。

如果在家只烹饪一餐，则应该按照餐次食物分配比例计算食盐用量，如午餐占三餐的 40%，则每人每餐的食盐用量不超过 2 克。

老年人更要减盐。60 岁以上或有家族性高血压病史的人对食盐摄入量的变化更为敏感。膳食中的食盐如果增加或减少,血压就会随之改变。吃盐过多可导致高血压,年龄越大,这一危害也越大。

在外就餐或者经常点外卖的人,更应该注意少盐、清淡。

第四,注意隐形盐(钠)的问题,少吃高盐(钠)食品。鸡精、味精、蚝油等调味料含钠量较高,应特别注意。

一些加工食品虽然吃起来咸味不大,但在加工过程中都添加了食盐,如挂面、面包、饼干等。

某些腌制食品、盐渍食品以及加工肉制品等预包装食品往往属于高盐(钠)食品,为控制食盐摄入量最好少买高盐(钠)食品,少吃腌制食品。

钠是预包装食品营养标签中强制标示的项目,购买时应注意食品的钠含量。一般而言,钠超过 30%NRV(营养素参考值)的食品需要注意少购少吃。

第五,关于碘盐。为了预防碘缺乏对健康的危害,我国从 20 世纪 90 年代实施食盐加碘的措施,有效控制了碘缺乏病的流行。

除环境高碘地区外,所有地区都推荐使用碘盐。尤其是有儿童、青少年、孕妇、哺乳期妇女的家庭,更应该增加食用碘盐,预防碘缺乏。

我国沿海地区使用加碘盐应根据该地区的实际情况酌情处理。因为沿海地区的人普遍食用海产品较多,海产品的含碘量较丰富,不易出现碘缺乏的情况。这种情况下盲目地长期食用加碘盐,容易导致碘摄入过量,增加罹患甲状腺疾病的风险。

问题 19. 如何减少烹调油的摄入量?

烹调油在我国居民脂肪摄入中占很大比例。如何有效减少烹调油的摄入量呢?下面几个办法或许能帮到你!

第一,学会选择用油。根据国家相关标准,大多数食用油按照品质从高到低,一般可以分为一级、二级、三级、四级。等级越高的食用油精炼程度越高,但这并不等于油的营养价值就越高。

精炼是一个去除毛油中有害杂质的过程,这个过程中会流失维生素 E、胡萝卜素、角鲨烯和 β - 谷固醇等营养成分。

必需脂肪酸是指人体不能合成，必须由食物提供的脂肪酸，如亚油酸和 α－亚麻酸。如果缺乏必需脂肪酸，会影响机体免疫力、伤口愈合、视力、脑功能以及心血管健康。

大豆油、玉米油、葵花籽油等油脂不耐热，经煎炸或反复受热后易氧化聚合，适合炖、煮、炒类菜肴。

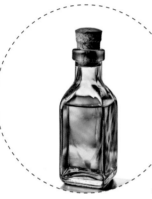

家里采购食用油时，注意常换品种。食用油种类的多样化能给我们提供脂肪酸和营养平衡保障。

选购烹调油时应该注意：①看透明度。优质植物油透明度高，水分杂质少，无沉淀，无悬浮物。②看时间。尽量买生产日期近的食用油，放久了易产生酸败。③闻气味。不能有刺激性气味。

第二，定量巧烹饪。学习和学会估量油的多少，烹饪时定量取用，逐步养成习惯，培养成自觉的行为和健康美食方法。

烹调方式多种多样，不同烹调方法，用油量有多有少，选择合适的烹调方法，如蒸、煮、炖、焖、水滑、熘、拌等可以减少用油量。

有些食物如面包、鸡蛋等，煎炸时可以吸取较多的油，最好少用煎炸的方法烹调。

第三，少吃油炸食品。油炸食品口感好，香味浓，对食用者有很大诱惑，容易过量食用。油炸食品为高脂肪、高能量食品，容易造成能量过剩。

此外，反复高温油炸会产生多种有害物质，可对人体健康造成影响。

第四，动物油脂和饱和脂肪酸。动物油脂富含饱和脂肪酸，应特别注意限制加工零食和油炸香脆食品的摄入。

问题 20. 哪些人应该禁酒？

我国是世界上最早酿酒的国家之一，饮酒已成为居民日常生活的一种习惯。在我国，酒的品种有很多，除啤酒、白酒、葡萄酒外，还有药食同源的黄酒、米酒、青梅酒等。

出于对健康的考虑，哪些人应该禁酒？如果一定要饮酒，量又该如何控制呢？

酒饮料中的酒精含量称为"酒度"。有三种表示方法：①容积百分比，以 %（V/V）为酒度，即每 100 毫升酒中含有纯酒精的毫升数；②质量百分数，以 %（M/M）为酒度，即每 100 克酒中含有纯酒精的克数；③标准酒度，欧美国家常用此来表示蒸馏酒中的酒精含量。

以酒精量计算，成年人如饮酒，一天的酒精量建议不超过 15 克。

孕妇、哺乳期妇女不应饮酒。研究证据提示，酒精对胎儿脑发育具有毒性作用。孕期饮酒，即便很低的饮酒量也可能会对胎儿发育带来不良后果。酗酒更会导致胎儿畸形。酒精会通过乳汁影响到婴儿健康，进而影响孩子的某些认知功能，如注意力不集中和记忆障碍等。因此，孕妇、哺乳期妇女应禁酒。

儿童、少年不宜饮酒。儿童、少年正处于生长发育阶段，各脏器功能还不完善，此时饮酒对机体的损害甚为严重，即使少量饮酒，其注意力、记忆力、学习能力也会有所下降，思维将会变得迟钝。儿童、少年对酒精的解毒能力弱，饮酒轻则会头痛，重则会出现昏迷，甚至死亡。

特定职业或特殊状况人群应控制饮酒。在特定职业中严禁饮酒后工作，例如驾车、操纵机器或从事其他需要注意力集中的工种。一次大量饮酒后驾车或操作机械等可能造成不良的后果，长期饮酒则可能丧失劳动协调和工作能力，并会造成酒精慢性中毒、酒精性脂肪肝等。

有的人对酒精过敏，微量饮酒就会出现头晕、恶心、冷汗等明显不良症状。正在服用可能会与酒精产生作用的药物者，患有某些疾病，如高甘油三酯血症、胰腺炎、肝脏疾病等人群都不应饮酒。血尿酸过高者不宜大量喝啤酒，以减少痛风的发生风险。

过量饮酒还会导致交通事故及暴力事件的增加，对个人健康和社会安定都是有害的，应该严禁酗酒、酒后开车。

除上述应禁酒的人群外，成年人若饮酒应限量。饮酒（主要指啤酒、白酒、葡萄酒）对健康并没有什么明显益处，并且每个人对于酒精的耐受程度有差异，有些人喝一点酒就会产生过敏反应，甚至昏迷。有些人虽然耐受力强，但过度饮酒对身体依旧会造成损害，可导致急、慢性酒精中毒及酒精性脂肪肝，严重时还会导致酒精性肝硬化。过量饮酒还会增加高血压、脑卒中等疾病的发生风险。

问题 21. 哪些食物含"隐形盐"？

盐并不单纯指我们炒菜的时候放入的盐巴、酱油等有咸味的调味品，还包括含有钠元素的其他食品。1 克盐 = 400 毫克钠。当钠含量 ≥ 800mg/100g 时，该食品即为高盐食品。

我们将这些并非盐巴，尝起来也"不是很咸"甚至"不咸"，但含有钠的"盐"称为"隐形盐"。

常见的"隐形盐"主要见于调味品，如酱油、咸菜、酱豆腐、味精等。在加工食品中，一方面，添加食盐能够增加食品的美味；另一方面，食盐也是食品保存中最常见的抑菌剂。

除此之外，在食品加工过程中，含钠的食品添加剂，如谷氨酸钠（味精）、碳酸氢钠（小苏打）、碳酸钠、枸橼酸钠、苯甲酸钠等，这些都会增加加工食品的钠含量。常见的高钠（高盐）食品如下：

在零食类食品里面，含盐量从高到低依次为：甘草杏、海苔、奶油五香豆、地瓜干、方便面、怪味胡豆、九制梅肉、雪梅和玉米片。

在肉类、鱼虾类里面，含盐量从高到低依次为：虾米（海米、虾仁）、熟盐食品水鸭、熏草鱼、酱鸭、鱼丸。

咸菜类食品含盐量从高到低依次为：大头菜、榨菜、萝卜干。

另外有些食物，虽然尝不出来明显的咸味，但它们里面的含盐量也是不可忽视的，比如龙须面、油条、咸面包、豆腐丝、豆腐干、素火腿、原味热狗、比萨饼（加奶酪）、三明治（加火腿、干酪），以及炒熟的开心果、松子、葵花籽、龙虾片、素馅春卷、薯圈、咸饼干、洋葱圈和烧烤味的薯片等。

这些"隐形盐"中有一些真的十分"隐蔽"，需要大家在日常饮食中特别注意，避免不经意中摄入过量盐类，对健康产生不利影响。

《黄帝内经》中提到"过食咸味，会使骨骼损伤，肌肉短缩，心气抑郁"，即长期高盐饮食容易使成年人骨中钙质流失，罹患心血管疾病，对于儿童来讲还会影响生长发育；"是故多食咸，则脉凝泣而变色"则是说偏嗜咸味会对脉管产生影响——过食咸味，则使血脉凝塞不畅，而颜面色泽发生变化。"凝泣"一词形容的正是现代医学中"动脉粥样硬化"的状态。

由此可见，从古至今，人们对高盐饮食给身体带来的损害认知是一致的，我们一定要在日常生活中多加注意！

问题 22. 什么是反式脂肪酸？

平时比较关注饮食和营养健康的朋友可能会经常听到或者看到一个词"反式脂肪酸"。

那么什么是反式脂肪酸？它对我们的健康又有着怎样的影响呢？

脂肪酸的空间构象中，若氢原子分布在不饱和键的同侧，称为顺式脂肪酸。反之，氢原子在不饱和键的两侧称为反式脂肪酸。常用植物油的脂肪酸均属于顺式脂肪酸，部分氢化的植物油可产生反式脂肪酸，如氢化油脂、人造黄油、起酥油中都含有一定量的反式脂肪酸。

研究表明，反式脂肪酸摄入量多时，可以升高对身体健康有害的低密度脂蛋白，降低对身体有益的高密度脂蛋白，增加罹患动脉粥样硬化和冠心病的风险。

摄入来源于氢化植物油的反式脂肪酸，会使冠心病发病风险增加 16%。如女性将反式脂肪酸摄入量降至占总能量的 2%，可使冠心病发病风险下降 53%。

还有研究表明，反式脂肪酸可干扰必需脂肪酸代谢，可能影响儿童的生长发育及神经系统健康。

《中国居民膳食营养素参考摄入量（2013 版）》提出"我国 2 岁以上儿童和成人膳食中来源于食品工业加工产生的反式脂肪酸的最高限量为膳食总能量的 1%"，大致相当于 2 克。

2012 年，国家食品安全风险评估专家委员会对我国居民反式脂肪酸膳食摄入水平进行了评估，估计摄入量较低。按供能比计算，反式脂肪酸来自加工食品的占 71%，其中来自植物人造黄油蛋糕、含植脂末的奶茶等约占 50%，而来自天然食品，如奶类等占 29%。

由于膳食模式不同，我国居民膳食中反式脂肪酸目前摄入量远低于欧美等国家。基于 2002 年全国营养调查数据计算，我国居民反式脂肪酸供能比为 0.16%，2011 年专项调查显示北京、广州两城市居民反式脂肪酸供能比为 0.30%。

这说明了我国传统的膳食结构在控制反式脂肪酸摄入方面更具优势。

常见包装食品反式脂肪酸含量由高到低依次为：植物油（人造黄油等）、糕点（包含蛋糕、派、沙琪玛、其他糕点）、比萨、汉堡、三明治、饼干、油饼、油条、面包（包含牛角、奶油或其他面包）及其他食物（包括方便面、速冻食品、膨化食品、巧克力、糖果、速溶咖啡、咖啡伴侣、冷冻饮品、禽肉制品、其他固体饮料、奶茶、奶精等）。

问题 23. 如何安排好早餐、午餐和晚餐？

如何安排好早餐、午餐和晚餐？这是我们每个人都会遇到的问题。

首先，认识早餐对于膳食营养摄入、工作、学习效率和健康的重要性。把早餐作为每天健康生活方式的开始，按时作息，留出准备早餐的时间，养成规律的生活。

早餐的食品应品种多样、合理搭配。早餐应包括谷薯类、蔬菜、水果、动物性食物、奶、坚果等食物。可以根据食物种类的多少来快速评价早餐的营养是否充足。

低身体活动水平成年人早餐的能量应为 600~700 千卡（千卡非国际通用单位，1 千卡 ≈ 4.19 千焦，因为本书为科普图书，为符合人们的日常习惯，本书仍用千卡），其中谷类为 100 克，可以选择馒头、面包、麦片、面条、粥等；适量的优质蛋白质丰富的食物，如鱼、肉、牛奶、鸡蛋、豆腐脑等；加上 100 克的新鲜蔬菜和 50~100 克的水果。不同年龄、劳动强度的个体所需要的能量和食物量不同，应根据具体情况加以调整。

午餐在一日三餐中起着承上启下的作用，不仅要补充上午消耗的能量和营养，还要为下午的活动提供能量和营养。

午餐要吃饱，不仅要保证食物的种类，还要保证食物的营养质量。午餐的食物选择应当根据不同年龄人群的营养需要，遵照平衡膳食的要求。

主食可以选择米或面制品，做到粗细搭配。2~3 种蔬菜；1~2 种动物性食物，如鱼、虾等水产品，鸡肉、瘦猪肉、牛羊肉等；一种豆制品；一份水果。

无论是在家就餐，还是在食堂、餐馆等就餐，都应注意食物多样，荤素搭配。在家吃午餐或自带午餐，便于合理安排食品种类，控制烹饪用油、盐等。可按照膳食指南推荐规划一周的食品种类和量。

在食堂或餐馆就餐、点外卖时应注意食物的合理选择和搭配，可选 200 克左右的米饭、面类等主食，一荤一素两个菜；做到口味清淡，少选或不选油炸食品、盐含量高的腌制食品等。学生食堂供餐应按照学生的营养需求设计和安排，注意品种的多样和搭配，科学烹调，注意食物的色、香、味。学生应尽量吃完，不浪费食物。

晚餐不宜过于丰盛油腻，否则会延长食物的消化时间，影响睡眠。晚餐时间不要太晚，至少在睡觉前两小时进食。

晚餐就餐地点多在家中或餐馆。很多人由于工作生活比较紧张，早、午餐的安排常常比较仓促，晚餐的安排往往比较丰盛；上班族为了节约时间，忽略晚餐合理搭配，甚至直接不吃晚餐，这些都是不健康的。

晚餐应确保食物品种丰富，并考虑早、午餐的进餐情况，适当调整晚餐食物的摄入量，保证全天营养平衡。同时做到清淡、少油、少盐。主食可以选富含膳食纤维的食物，如小米、薏米、荞麦、红薯等，既能增加饱腹感，又可以促进胃肠蠕动，搭配蔬菜、适量动物性食物和豆制品，多采用蒸、煮、炖、清炒等，少用炸、煎等烹调方法。

问题 24. 在外就餐应注意什么？

现在很多上班族都需要在外就餐。在外就餐时需要注意哪些事情呢？

在外就餐，首先应选择食品安全状况良好、卫生信誉度在 B 级以上的餐饮服务单位。

餐饮单位卫生信誉等级分为 A、B、C 三等。

A 级，卫生许可审查结果为良好，日常卫生监督管理量化评价为良好。

B 级，卫生许可审查结果为良好，日常卫生监督管理量化评价为一般。

C 级，卫生许可审查结果为一般，日常卫生监督管理量化评价为一般。

点餐时要注意食物多样，荤素搭配，不铺张浪费，适量而止。

尽量选择用蒸、炖、煮等方法烹调的菜肴，避免煎炸食品和含脂肪量高的菜肴，以免摄入过多油脂。

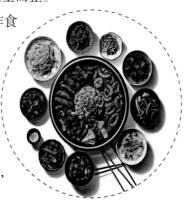

进食时应注意顺序，可以先吃少量主食，再吃蔬菜、肉类等，增加蔬菜摄入，肉类菜肴要适量。

食量要适度，特别是吃自助餐时，更应该注意做到食不过量。

在外就餐时，有些朋友觉得口渴，习惯购买饮料佐餐，这种习惯并不健康，饮料大多含糖量高，会造成糖的摄入量增加。这种情况下可以适当选择清淡的汤类佐餐，对身体更健康。

问题 25. 零食能不能吃?

吃零食不仅是小孩子的乐趣，很多成年人也乐在其中。在工作间隙吃一些零食，对缓解压力、放松心情很有帮助。可是，零食中又有高盐、高糖、食品添加剂等。

那么，零食到底能不能吃呢?

零食是指非正餐时间食用的食物或饮料，不包括水。

任何食物都有一定量的能量和营养素，当身体活动增加或前一餐摄入不足时，零食可以作为一日三餐之外的营养补充。

选择和食用零食应注意选择营养素密度高的食物，如鸡蛋、牛奶、豆制品等，还可选择新鲜蔬菜、水果及坚果等。少选油炸或膨化类食品。

《中国居民膳食指南（2022）》中推荐食用的零食种类如下，选择时可供参考:

第一类，可经常食用的零食。这类零食的特点是低盐、低糖、低脂，每天都可以适当食用。包括:

奶及奶制品:牛奶、酸奶、奶粉等。

新鲜的蔬菜:西红柿、黄瓜等。

水果:苹果、梨、柑橘等。

谷薯类:玉米、全麦面包、红薯、土豆等。

蛋类:鸡蛋、鹌鹑蛋等。

原味坚果:瓜子、核桃、榛子等。

豆制品:豆浆、豆腐干等。

第二类，限制食用的零食。这类零食的特点是高盐、高糖、高脂，建议偶尔食用或者尽量少食。包括:

糖果、油炸食品、薯片、含糖饮料、腌鱼干、盐渍食品、水果罐头和蜜饯等。

吃零食的量不宜多，以不影响正餐为宜，更不应该代替正餐。两餐之间可适当吃些零食，睡前一小时不宜吃零食。

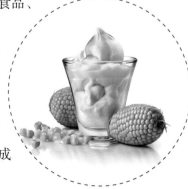

经常吃含糖零食，特别是黏性甜食，容易形成牙菌斑。牙菌斑是由黏附在牙面上的细菌和食物残渣形成

的生物膜，其中的细菌将糖分解产能，酸性产物长期滞留在牙齿表面，逐渐腐蚀牙齿，使牙齿脱钙软化，造成组织缺损，形成龋洞。

吃甜食次数越多，发生龋齿的机会就越大，因此要注意口腔清洁。养成早晚刷牙、少吃零食、吃零食后漱口和睡前不吃零食的习惯。

此外，长期固定用门牙某处嗑瓜子，会造成牙齿的过度磨损，形成瓜子牙，影响牙齿健康和美观。

问题 26. 怎样判断身体是否缺水？

保持身体水分的充足十分重要，该如何判断机体是否缺水呢？

当摄入水分过少或水分丢失过多时，会引起缺水，机体处于脱水状态，可根据体重变化、血压、肾血浆渗透压、尿液指标（尿排量、尿渗透压、尿比重、尿液颜色、排尿次数）、唾液渗透压、泪液渗透压等来判断机体的水合状态。其中比较敏感的指标是尿渗透压和尿比重等，但是需要专门的仪器进行测定，不适用于日常生活。

简便易行的判断方法是根据口渴、排尿次数、尿液量和颜色来判断机体的水合状态。

第一，口渴。当机体下丘脑的渗透压感受器，感受到内环境渗透压上升时，会将这个信息传递给大脑皮层，进而产生口渴的主观感觉。但需要注意的是，出现口渴已经是身体明显缺水的信号，因此要避免出现口渴现象，应主动喝水。

第二，排尿次数和排尿量。成年人每天排尿次数为 4~8 次，每天排尿量为 500~4000 毫升，每次排尿量约为 300 毫升。排尿次数和排尿量多少与水摄入密切相关。当机体排尿次数和尿液量比平时减少时，提示水分摄入过少，机体可能出现缺水的状态。

第三，尿液颜色。健康成年人的正常尿液颜色是透明略带黄色。当饮水过少时，机体抗利尿激素和醛固酮分泌增加，改变肾脏远曲小管及集合管对水的通透性，增加对水分的重吸收，进而减少水分的排出。此过程使得尿液被浓缩，尿液颜色加深，并随缺水程度的增加而加深。因此可以采用尿液比色卡来判断机体的水合状态。

尿液比色卡将尿液颜色的深浅分为若干个等级，通过将自己的尿液颜色与尿液比色卡进行对比，可判断尿液颜色处于的等级，进而判断水合状态。

当尿液颜色呈现较深黄色和深黄色时，提示机体水分不足或缺少水分，处于脱水状态。

问题 27. 如何做到"适量"喝水？

体内水的主要来源包括饮水、食物中的水。

一般情况下，水在体内维持一个动态平衡状态，摄入的水分与排出的水分大体相等。水的摄入量和排出量决定着机体的水合状态。

如果摄入的水分与排出的水分大体相等，此时身体中的水处于正常水合状态。当机体摄入水分过少或者水分丢失过多时，机体处于脱水状态。当机体摄入水分过多时，机体处于过度水合状态，严重者可能会引起水中毒。

水分摄入过少或摄入过多，导致机体处于脱水或水中毒状态时，均会对健康产生不利影响。

一般情况下，我国居民通过饮水获得的量约占总水量的 50%，通过食物获得的水分占总水量的 40%。

在温和气候条件下的身体活动水平，成年男性每天总水适宜摄入量为 3000 毫升，每天水的适宜摄入量为 1700 毫升，从食物中获得的水为 1300 毫升；成年女性每天总水适宜摄入量为 2700 毫升，每天水的适宜摄入量为 1500 毫升，从食物中获得的水为 1200 毫升。

温和气候条件下，一般低身体活动水平的成年居民每天可喝 7~8 杯水。特别注意，这里的水杯是家庭常用的普通玻璃水杯，可千万不要拿着大号水杯，硬要喝下去 7~8 杯哟！

不同年龄、不同性别人群水的适宜摄入量不同。孕妇因孕期羊水及胎儿水分需要量增多，每天总水适宜摄入量为 3000 毫升，哺乳期妇女每天总水适宜摄入量为 3800 毫升。

不同环境下，如高温、高湿、寒冷、高海拔等特殊环境，机体对于水分的需求也会发生改变，需要及时补充水分甚至电解质。

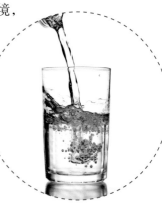

我们应主动喝水，少量多次。喝水可以在一天的任意时间，每次一杯，每杯约 200 毫升，小口慢喝。建议成年人饮用白水或茶水，儿童不喝含糖饮料。

可早、晚各饮一杯水，其他时间里，每 1~2 小时喝一杯水，睡前喝少量水，既有利于预防夜间血液黏稠度增加，又不会因为起夜而影响睡眠。

建议早晨起床后空腹喝一杯温开水。进餐前不要大量饮水，否则会冲淡胃液，影响食物的消化吸收。饮水的温度不宜过高，我们口腔和食管表面黏膜的温度一般为 36.5~37.2 摄氏度，建议饮水的适宜温度在 10~40 摄氏度，水温超过 65 摄氏度，会使口腔和消化道造成慢性损伤，增加食管癌的患病风险。

在进行身体活动时，要注意身体活动前、中和后水分的摄入，可分别喝水 100~200 毫升，以保持良好的水合状态。

当身体活动强度较大、时间较长时，需要根据机体排汗量等补充水分，并酌情补充电解质。

问题 28. 如何做到不喝或少喝含糖饮料？

喝含糖饮料会增加身体添加糖的摄入量，不利于健康，该如何才能做到不喝或少喝含糖饮料呢？

建议用白水或茶水替代含糖饮料。

白水是指自来水经过过滤净化处理后的直饮水、经煮沸的白水、桶装水及包装饮用纯净水、天然矿泉水、天然泉水等各种类型饮用水。

白水廉价易得，安全卫生，不增加能量，不用担心添加糖带来的健康风险，建议日常饮用首选白水。

目前我国饮料市场中，超过半数的饮料都是含糖饮料。含糖饮料的主要成分是水和添加糖，营养素密度低，过多摄入含糖饮料可增加龋齿、超重、肥胖、2 型糖尿病、血脂异常的发病风险。

因此，我们应认识到过量饮用饮料，特别是含糖饮料对健康的危害，少选购或不选购含糖饮料，在选购饮料时注意查看营养标签，选择低糖饮料；家里不储存含糖饮料；日常生活中不把饮料当作水分的主要来源；不用饮料代替白水。

有些人，尤其是儿童，不喜欢喝没有味道的白水，可以在水中加入 1~2 片新鲜柠檬片、3~4 片薄荷叶等，增加水的色彩和味道。也可以自制一些传统饮品，如绿豆汤、酸梅汤等，注意不加糖或者加入尽量少的糖。

除了白水，也可以选择喝淡茶水。

我国是茶的起源地，饮茶是我国传统饮食文化之一。茶叶中含有茶多酚等多种对健康有益的成分，经白水浸泡，可以融入茶水中，经常适量饮茶，不但可以补充水分，而且对健康有益。

要注意冲泡茶叶的温度和方式，冲泡红茶的温度以接近100摄氏度为宜，冲泡绿茶的温度以80摄氏度为宜，泡2~3分钟即可。

小孩子不宜喝茶，成人不宜大量饮用浓茶，茶叶中的鞣酸会影响铁的吸收，因此缺铁性贫血的人应注意少喝浓茶。茶叶中含有咖啡因，会影响对咖啡因敏感者的睡眠，需要注意饮茶的时间和量。

这里需要特别注意的是，茶水与茶饮料是两码事。

茶水是只用白水冲泡茶叶形成的水，除了茶叶中的天然成分，不含其他成分。茶饮料属于饮料，一般还含有添加糖和其他的调味剂，两者是不一样的，所以千万不要以为从市场上买了一瓶所谓的"绿茶""红茶"，就觉得自己是喝了茶，实际上你喝的还是加了糖的饮料。

咖啡是将咖啡豆经过烘焙、研磨、冲泡等工艺制成的饮料，是世界上广泛流行的饮料之一。

在选择咖啡时，最好选择不加糖的现煮咖啡，如饮用包装咖啡，建议不加入糖，并注意咖啡因的摄入量。

对于健康成年人，每天摄入不超过2~3杯咖啡，不建议孕妇喝咖啡，如饮用，每天不超过1杯。另外，咖啡因不仅存在于咖啡中，在茶、可可、巧克力等食物中含量也不少。因此，此类饮品或食物也不要摄入过多。

问题29. 早餐如何安排才健康？

早餐是一天中首次提供能量和营养素的进食活动。早餐提供的能量和营养素在全天能量和营养素的摄入中占重要地位。不吃早餐或早餐营养质量差是引起能量和营养素摄入不足的主要原因之一。

每天吃好早餐，不仅可以满足机体的能量和营养需求，还可能有利于控制体重，降低糖尿病及心血管疾病的发生风险，并能够提高工作和学习效率。

早餐距离上一餐一般经过12小时以上。起床后应及时吃早餐，避免出现低血糖。

血糖水平低于正常值会导致交感神经过度兴奋，出现出汗、饥饿、心慌、颤抖等表现，大脑兴奋性随之降低，导致精神不集中、思维和语言迟钝、头晕、嗜睡、躁动、易怒等，影响工作和学习效率。

有研究显示，早餐频率和营养质量与血糖水平显著相关。与随意进食相比，正式进食早餐者血糖达到正常水平的比例较高。

还有研究发现，吃早餐有利于儿童学习能力的正常发挥，在注意力、逻辑思维、创造力及记忆力等方面的测试成绩都高于不吃早餐者。营养充分的早餐可以改善青年脑力劳动者短期认知能力，其作用机制可能是因为营养充分的早餐在维持机体血糖水平稳定方面发挥了作用。

早餐与体重关系密切。

不吃早餐的人群超重、肥胖的发生风险会增加。

营养质量好的早餐，有助于提升儿童学习能力及上班族的工作效率。当早餐的供能比超过每天摄入总能量的 20% 时，儿童语言能力、计算能力、逻辑思维能力的测试成绩显著提高。

与高血糖生成指数的早餐相比，低升糖指数的早餐更有利于认知功能的发挥，尤其有利于语言记忆功能的发挥。因此，餐后血糖反应较低的早餐更有利于认知功能的发挥。

还有研究发现，吃全谷物、蔬果和奶类早餐的儿童，比吃精致食物早餐和不吃早餐的儿童上午疲劳感低。

此外，含有燕麦、大麦等谷类食物的早餐与较低的血清胆固醇浓度有关。富含膳食纤维，如全谷物类的早餐可以降低糖尿病及心血管疾病的发生风险。

问题 30. 如何选购物美价廉的食物？

购买食物是一个选择与决策的过程，要认真挑选、精打细算，要有健康理念，选择营养丰富的食物，结合个人喜好、经济条件等做出明智的抉择。

第一，认识食物营养特点。我们日常生活中接触到的食物很多，包含植物性食物、动物性食物等，不同的食物营养特点有所不同。了解食物主要营养特点，按类选择食物是合理膳食的第一步。

谷类、薯类、杂豆是碳水化合物的主要来源。

蔬菜可以提供多种维生素，如 β 胡萝卜素、维生素 K_1、叶酸等；矿物质，如钾、镁等；膳食纤维及植物化学物等。

水果，尤其是完整的水果，维生素 C、类胡萝卜素等成分含量丰富。

畜禽肉、水产品、蛋类、奶类、豆类属于蛋白质类食物。

油脂主要来自动物性食物和烹调用油。

第二，了解食物营养素密度。人们对各种营养素的需求，应首先考虑从天然食物中摄取。因此应尽可能地选择维生素、矿物质以及膳食纤维或其他有益健康的生物活性物质含量丰富的食物。

食物的能量密度与水分、三大营养素含量密切相关，大多数蔬菜能量密度较低。营养素密度通常指食物中某种营养素含量与其能量的比值。

营养素密度高的食物指多种维生素、矿物质（钠除外）、膳食纤维，以及植物化学物或必需脂肪酸含量较高的食物，但同时也应含有相对较少的脂肪、糖和能量。

一般来说，新鲜的五颜六色的水果和蔬菜、瘦肉、鸡蛋、全谷物都是营养素密度很高的食物。选择食物要注意比较食物的能量密度和营养素密度，少选"空白能量"的食物。

"空白能量"食物提供较高能量，蛋白质、维生素、矿物质含量很低，如糖果、油炸面筋等，一般应注意控制这类食物的摄入。

第三，利用当地食物资源。我们的国家幅员辽阔，不同区域的食物资源和膳食模式具有一定差异。因地制宜选取当地、应季食物资源是获取物美价廉食物的好办法。

选择本地种植生产的当季食物有许多好处，一方面，食物在自然成熟期可以最大限度地保留营养，新鲜且口味更好；另一方面有利于节约动能和保护环境。

问题 31. 食品标签怎么看？

选购食品需要学会看食品营养标签。

在预包装食品（即通常所说的包装食品）外包装上，都会有食品标签信息，包括食品配料、净含量、适用人群和食用方法、营养成分表及相关的营养信息等。因此，购买食物时要注意这些内容，帮助比较和选择适合自己的食物。

第一，看配料表。配料表是了解食品的主要原料、鉴别食品组成的最重要途径，通俗地说，配料表告诉消费者食品是由哪些原料制成的。按照"用料量递减"原则，配料表按配料用量高低依序列出食品原料、辅料、食品添加剂等。

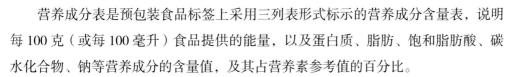

第二，看营养成分表。预包装食品标签上有很多信息表现食品的营养特征，如营养成分表，另外还有营养声称、营养成分功能声称。

营养成分表是预包装食品标签上采用三列表形式标示的营养成分含量表，说明每100克（或每100毫升）食品提供的能量，以及蛋白质、脂肪、饱和脂肪酸、碳水化合物、钠等营养成分的含量值，及其占营养素参考值的百分比。

第三，利用营养声称选购食品。营养声称是对营养成分含量水平高或低，有或无的说明。即食品中某营养素达到了一定限制性条件，预包装食品做出某营养素来源或含有、高含量或富含、低含量、无或不含的含量声明，如高钙、低脂、无糖等；或者与同类食品相比的优势特点，比如增加了膳食纤维或减少了盐用量等。这些可以很好地帮助人们选择食品。

第四，看营养素参考值。营养素参考值（NRV）是根据中国居民膳食营养素参考摄入量制定的，用于4岁以上人群预包装食品的营养素参考值，表示每日能量摄入8400千焦（2006千卡）时，各种营养素宜达到的摄入量。

问题 32. 如何科学设计一日三餐？

设计好每人、每个家庭的膳食是家庭文明健康的表现。

一日膳食应包括正餐、加餐及水果等所有食物。挑选营养丰富且家人喜爱的食物，用适当的方法和较少的劳作烹制菜肴，达到食品种类和数量满足营养需求的目的。

每个人和每个家庭都应理解并养成健康饮食习惯，良好的膳食计划不仅要满足饱腹感、愉悦感，还要考虑食物的多样性及其所带来的营养和功能性。

第一，了解和确定膳食能量摄取目标。参照膳食营养素参考摄入量，简单地根据年龄、性别和身体活动水平确定能量需要量范围，据此明确一天需要的食物品类和数量。

第二，挑选食物和用量。根据膳食宝塔选择谷薯类、蔬菜、水果、鱼禽肉蛋、乳、豆、坚果及烹调用油盐等，根据能量需求确定食物用量。每天膳食中应尽量包含五大类食物，以满足各种营养需要。

具体到每种食物怎么选，人们可以根据日常生活习惯进行调配。为了好记、易操作，可以将每类食物用量化简为"份"，方便交换和组合搭配。

例如，一天2000千卡能量下大约可摄入5份谷类，可以分配成2份米饭、1份面包、1份燕麦片、1份八宝粥等，轻松做到食物多样化。

食物选购五原则：

（1）挑选新鲜食物。

（2）挑选营养素密度高的食物。

（3）挑选当地应季食物。

（4）看营养标签、生产日期。

（5）考虑成本，物美价廉。

第三，合理烹饪、分配餐食。明确一日膳食所需所有食物后，根据食物特点、饮食习惯等，确定适当的烹调方法就可以了。

通过营养配餐，享受美食、快乐与健康。水果、茶点等也应计入能量的组成部分，零食摄入量不要超过全天能量的15%。

第四，膳食营养的确认与核查。通过一段时间内自我观察体重和体脂成分变化状况，对能量需求量进行微调，使之更适合个体需求并保持健康体格。

膳食指南和膳食计划的制订原则是在一段时间内各类食物摄入的种类和数量平衡，所获取的营养素供给充足，这一基本框架让我们每一个人都能满足营养需求。

问题33. 如何做出好吃又健康的饭菜？

我国有着非常悠久的饮食文化，各地结合地域食物资源和环境条件，形成了各具特色的烹饪技巧和传统美食。在传承和发扬传统饮食文化的同时，把营养元素融入其中，让饮食更健康。

尽管随着生活节奏的加快，人们在外就餐或外卖点餐的频率越来越高，但了解和掌握一定烹调知识可以帮助管理膳食。而回归家庭，自己挑选食物，动手烹制食物，可更好地认识和了解食物，熟悉食物特性，通过调理和搭配，增添生活乐趣。

第一，食物原料处理。烹饪前，食物原料要进行必要的清洗，洗涤灰尘、杂质、微生物以及农药残留。

干制的原料要经过一定的泡发，有些干制原料中还会加入盐分，要通过浸水去掉多余的盐。

清洗后的食物在切配时不要切得过碎、过细，尤其是蔬菜、水果，切好后尽量不再用水冲洗，且不要搁置太长时间，避免结构破坏后与空气接触面太大，造成有益成分氧化破坏，食物变色、发黄。

处理生食或即时食物，要注意所用刀具、案板与生肉分开。

第二，学习烹调方法。烹调方法很多，蒸、煮、炖、煎、炒、烤、炸等都是家庭中比较常用的方法。

尽管不同的地方风味对每种饭菜的制作技法有所不同，但基本原理相似。

烹调温度和时间是烹饪是否得当的决定因素。烹调温度过高，时间太长，容易破坏营养成分，并可能产生有害物质。必要时可以采取一些保护措施，如挂糊和上浆。

（1）蒸、煮、炖的加热温度相对较低，为70~100摄氏度；炒、煎、炸以油为加热介质，温度可高达150~200摄氏度；电烤、炭烤温度分别可达240摄氏度和350摄氏度。

蒸、煮是值得推荐的烹饪方法，适当蒸、煮可以促进蛋白变性、纤维软化，利于改善菜品口感。蒸是隔水加热，更利于营养素的保留。猪肝蒸熟后，叶酸更容易被利用；蔬菜焯水后，胡萝卜素会快速释放，使蔬菜显得更加鲜亮。清蒸鱼比炖鱼、烤鱼、糖醋鱼、水煮鱼等加热时间短，油、盐、糖用量相对较少。

旺火快炒适用于各类菜肴的烹制。肉菜滑炒前通过挂糊、上浆的方法，既更加美味，又可以减少食材与热油过多接触导致的营养破坏。

（2）少用煎、炸。煎、炸用油量较大，不建议经常使用。煎、炸前可能也会用到挂糊的方法，但注意挂糊用的淀粉会吸收一定的油脂。

烹调好的饭菜需要趁热进食，避免反复加热导致营养流失进一步增加。

（3）烹调油用量控制。要特别控制不同烹制方法的用油量。炒菜时通过量具加油，并养成习惯，即便是炒素菜，油量控制不好也会成为高脂肪菜肴；尽量利用动物食物本身的油脂，低、中火"压榨"出动物脂肪，尽可能减少烹调用油；如油炸过，尽量沥干挂在食物表面上的油。

第三，用天然香料。使用盐、糖和其他调味料的主要目的在于调味，控制盐用量实际上是控制钠的摄入总量。厨房中食盐、酱油、醋、味精、鸡精、咸菜、豆酱、辣酱等都是钠的主要来源。因此，烹调时这些调料的使用均应统计在盐（钠）的用量下，同样要学会计量。利用葱、姜、蒜等天然香料帮助调味。

烹调赋予了食物美味，也让食物更好地被消化和利用。为了使烹制出的饭菜更健康，要注意根据食物原料采用适宜的烹调方法，确保饭菜熟透，最大化地保留营养，降低食品安全风险。

控制油、盐用量，学会使用天然调味料，清淡饮食，享受食物自然美味，应该是合理烹调的核心要义。

第四，选择新型烹饪工具。烹饪工具层出不穷，不但能源消耗减少，碳排放减少，也快捷、方便、节能环保。比较常见的有微波炉、电饭煲、电压力锅、空气炸锅、真空低温烹调机等，由于耗时短，油烟释放少，可以减少油脂的使用，以及避免高温下产生的致癌物质。

问题 34. 健康饮食要求"多吃"和"少吃"的食物有哪些？

健康饮食的关键在于"平衡"。

参考食物与人体健康关系的循证、中国居民膳食营养状况调查、食物能量和营养素密度，给出"多吃"和"少吃"的食物选项。

"多吃"和"少吃"是一个相对的概念，指食物供应总量一致，能量摄入平衡的前提下，同类不同种食物选择的数量或食用频率的多与少的比例关系。

建议"多吃"的食物有：

谷薯类的糙米饭、全麦面包、玉米粒、青稞仁、燕麦粒、荞麦、全麦片、二米饭、豆饭、蒸红薯、八宝粥等。

蔬菜类的深绿叶蔬菜、小油菜、羽衣甘蓝、西蓝花、胡萝卜、西红柿、彩椒等。

水果类的橘子、橙子、苹果、草莓、西瓜等当地当季新鲜水果。

畜禽肉类的新鲜瘦肉、禽肉，各种鱼等。

乳类的纯牛奶、脱脂牛奶、低糖酸奶、奶粉。

水和饮料类的水、茶水和无糖咖啡。

建议"少吃"的食物有：

谷薯类的精米饭、精细面条、白面包、油条、薯条、方便面、调制面筋（辣条）。

蔬菜类的各种蔬菜罐头、干制蔬菜、蔬菜榨汁等。

水果类的各种水果罐头、蜜饯等水果制品以及果汁饮料。

乳类的奶酪、奶油。

水和饮料类的含糖饮料，如果味饮料、碳酸饮料、奶茶、乳饮料等，酒及含酒精饮料更应避免。

同样的食物，加工方法不同，会有不同的营养素密度和健康效益。鼓励多吃的食物多为简单加工食品和营养素密度高的食物。

应少吃深加工的食品，这类食品脂肪、盐和糖等限制性成分的含量水平都偏高。减少油、盐、糖摄入是科学界共识。

加工果蔬和肉制品同生鲜食品相比，维生素会有一定损失破坏，油、盐、糖含量也大大增加，应看营养标签或比较能量密度和营养素密度加以选择。

问题 35. 外卖及在外就餐的点餐技巧有哪些？

外卖及在外就餐是不同于传统家庭用餐的就餐形式，包含但不限于餐馆、食堂、自助餐、外卖点餐等。

相比之下，在外就餐消费者更倾向于点购肉类，加上食物总量摄入较多（尤其是自助餐），餐厅提供的更多是由精米精面制作的主食，所用的烹调方法及油、盐等调味料更加复杂，因此更需要加以调节。

第一，外卖及在外就餐应纳入膳食计划。在外就餐作为一种就餐行为，同样需要规划。要根据一段时间内就餐频次、食物种类和数量调整其他餐次，保证能量平衡，膳食合理。

第二，挑选主食，不忘全谷物。在外就餐，对主食的选择常会两极分化，要么忽视主食（尤其是聚餐时），造成主食摄入偏少，要么只吃主食，如面条、炒饭、炒饼，或者搭配由高淀粉食物做成的饭菜，如炖粉条、炒土豆丝。不仅种类比较单一，而且大多来自精白米面，所以挑选主食要注意选择含有全谷物的主食，包括杂粮或杂豆。

第三，挑选菜肴少油炸，注意荤素搭配。根据同时就餐人数分配动物性菜肴和素菜的比例，多人就餐可以先点蔬菜，按3：1到2：1比例搭配肉菜，以清淡为主，尽量用鱼和豆制品代替畜禽肉。如果肉菜较多，不宜再点用油量较大的油腻菜肴，少选油炸食品。

经常在外就餐，要注意不同餐饮菜肴种类的调换，注意搭配水果和奶类。

第四，不要大分量，适量点餐不浪费。点菜的数量取决于每份菜肴的分量，就餐人数较多时应适量分摊，不可数量太多，避免过多食用导致能量在体内的堆积，同时避免浪费。

一人就餐时，可通过选用小份菜肴，达到食不过量、多样搭配的目的。

第五，提出少油少盐的健康诉求。在外就餐，人们习惯了关注食品安全和口味刺激性，而很少有人对餐品咸不咸、油不油提出诉求。

然而，正是由于杂粮或全谷物消费不足，油盐摄入量过多，对健康的影响较大。因此点餐前可向餐厅提出配白水、少盐、少油、少糖等健康诉求。

问题36. 家庭烹饪应注意哪些事项？

家庭的平衡膳食规划应当具有充足性、平衡性、多样性和灵活性的特点。

充足性：指能提供足够能量和营养素，以满足健康人的需求，这就需要饮食多样充足，保证能量和营养素的供给。如果一家人的膳食长期不能提供足够的某营养素，有可能出现缺乏症状，如儿童营养不良、生长迟缓，老年人贫血等。

平衡性：平衡膳食有助于保证充足性。平衡膳食要求不同种类食物之间的比例适宜。在家庭采购和烹饪中，可以根据食物中营养素的富含程度做到互补。例如，肉类富含铁但钙含量很低，而牛奶富含钙但缺乏铁，两者就可以很好地起到互补作用。

多样性：好的膳食计划必须是食物多样的。多样化可使平衡变得容易。多样性的食物应该包含膳食宝塔中的各类食物，即谷类为主，餐餐有蔬菜，天天有水果，保证每天 12 种或每周 25 种以上食物。

灵活性：在家庭的膳食计划中，可以考虑各种食物和烹饪方法的丰富多彩，尝试购买新鲜不常吃的食物。烹饪方法也尽量变化多样，提高饮食兴趣和艺术。

熟能生巧，多多练习，人人都可以实现平衡膳食目标。

烹调方法对食物营养素损失的影响很大。

食物是人体获得所需营养素的重要途径，适当的烹饪加工可以提高营养素的消化吸收率，同时杀灭微生物，保证食物安全。但是加工和烹调均不可避免地造成营养素流失和破坏，所以烹制不宜过度。

不同的烹饪方法对营养素的保护作用不同。根据食材特点选择适当的烹饪方法尤为重要。

煮：使水溶性维生素，如 B 族维生素和维生素 C 及矿物质钙、镁、锌、磷等溶于水中。

蒸：针对食物营养素损失的影响较小。

炖和煨：水溶性维生素和矿物质溶于汤内，一部分维生素遭到破坏。

焖：营养素损失的多少与焖的时间长短成正比，时间越长，B 族维生素和维生素 C 的损失越多。

炸：由于温度高，各种营养素都有不同程度的破坏，尤其是 B 族维生素。

烤：使 B 族维生素、维生素 A 和维生素 C 受到相当大的破坏。

烹饪方法和时间对蔬菜中的维生素 C 含量的影响各不相同。

炖菜：当炖菜时间为 10 分钟时，维生素 C 的损失率为 0.4%~45.2%；30 分钟时，损失率显著升高，达到 11.4%~66.9%。

煮菜：维生素 C 的损失率为 15.3%~19%，煮熟后所保有的维生素 C 有 50% 左右在菜汤中，煮菜后挤出菜汁，维生素 C 损失率最大，达 83.3%。

炒菜：青菜切成段儿，用油炒 5~10 分钟，维生素

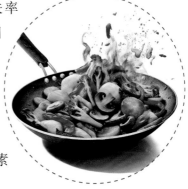

C 的损失率约为 36%，一般炒菜只要大火快炒，维生素 C 的损失率可以控制在 10%~30%。

菜烧好后存放：有时菜烧好后不及时吃，存放 20 分钟至 1 小时后，与下锅前相比，维生素 C 的损失率达 73%~75%。

问题 37. 如何挑选新鲜肉类食材？

新鲜食物是指近期生产或加工、存放时间短的食物，例如收获不久的粮食、蔬菜和水果，新近屠宰的畜禽肉或刚烹调好的饭菜等。选择新鲜食物是从源头上注意饮食卫生的第一关，学会辨别和采购新鲜、卫生的食物，是保证饮食卫生的关键。

选择新鲜食材，首选当地当季食物。

选择本地种植生产的当季食物能最大限度地保障食物的新鲜度和营养。食物从生产地或加工点到销售点需要经过一段运输距离，路途中会增加储藏时间。如果储运距离远、耗时长，会导致食物中水分丢失，还增加食物自身的代谢时间，同时腐败性微生物会大量生长繁殖，造成食物中营养物质被降解或分解，食物新鲜度降低，感官品质变差，严重时腐败性微生物的发酵还可导致食物腐败变质。因此，选择本地、当季食物，保证新鲜卫生，也是节能、低碳、环保的重要措施。

预包装食品可以通过看食品标签上的生产日期了解食物的新鲜程度；当无法获得生产日期等信息时，可以用看、触、闻等手段通过食物的外观、色泽、气味等感官指标加以辨别食物是否新鲜。不同食物新鲜程度不同，其感官性状不同，辨别方法也大不相同。蔬菜、水果等植物性食物比较容易识别。

动物性食物新鲜程度的识别方法如下：

第一，畜肉类。新鲜肉的肌肉有光泽、脂肪呈白色（牛肉、羊肉或为淡黄色），外表微干或微湿润、不黏手、指压肌肉后的凹陷立即恢复，具有畜肉应有的正常气味。有筋腱的肉，筋腱富有弹性、坚韧。可在自然光下观察肉的外部状态，色泽和有无干膜，注意有无血块、霉菌和蝇蛆的污染，并确定肉深层组织的状态和发黏的程度。

不新鲜肉的肌肉无光泽，脂肪灰绿色，外表极度干燥或黏手，指压肌肉后的凹陷不能复原，留有明显的痕迹，可能有臭味。

第二，禽肉类。鲜禽肉表皮和肌肉切面光泽自然，表面不黏手，具有正常固有气味，肌肉结实有弹性。

不新鲜禽肉体表无光泽，皮肤表面湿润或发黏，呈暗红、淡绿或灰色，或有霉斑，肉质松散，指压肌肉有明显指痕，可能有霉味或腐败味。

问题 38. 如何挑选新鲜蛋类、鱼类食材？

鲜蛋的蛋壳坚固、完整、清洁，常有一层粉状物，手摸发涩，手感沉，灯光透视可见蛋呈微红色。

不新鲜蛋的蛋壳呈灰乌色或有斑点，有裂纹，手感轻飘，灯光透视时不透光或有灰褐色阴影，打开常见黏壳或者散黄。

"坏"蛋的产生是由于蛋壳上有许多类似人皮肤上毛孔一样的小孔，蛋壳表面常带有细菌、霉菌等微生物。当外界环境温度剧变，蛋壳上有水凝结或有机械损伤后，这些微生物就通过壳上的小孔进入蛋内。在微生物和蛋中酶的作用下，蛋白质被分解。

"坏蛋"主要有以下几种：

贴壳蛋：蛋白系带分解引起蛋黄移位，形成"贴壳蛋"。

散黄蛋：蛋黄膜被分解，蛋黄散开，形成"散黄蛋"。

浑汤蛋：微生物继续繁殖，导致蛋黄、蛋清混为一体，形成"浑汤蛋"。

臭蛋：蛋白质进一步被微生物分解形成硫化氢、胺类、粪臭素、吲哚等腐败物质后，散发出恶臭，形成"臭蛋"。"臭蛋"中有许多对人体有害的物质，食用后会引起中毒，危害人体健康。

购买鸡蛋要看标签时间，一周内的鸡蛋最好。

鸡蛋应在 2~5 摄氏度冷藏，最好在 20 天内食用。在室温下一天相当于一个鸡蛋在冰箱一周的时间，初冬可以自然保存，尽量 15 天内食用。

鸡蛋冷藏可以预防沙门菌污染，也会阻碍鸡蛋成分的老化过程。

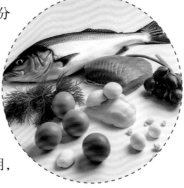

在无霜冰箱里，鸡蛋不易坏。

新鲜鸡蛋的蛋黄成型且蛋黄多，稠蛋白多，稀蛋白少。

鲜鱼的体表有光泽，鳞片完整、不易脱落，眼球饱满突出，角膜透明清亮，鳃丝清晰呈鲜红色，黏液透明，肌肉坚实有弹性，手指按压后凹陷立即消失，腹部正常，肛孔白色，凹陷。

不新鲜鱼的体表颜色变红或变黄，眼球平坦或凹陷，角膜混浊，鳃丝粘连，肌肉松弛、弹性差，腹部膨胀，肛孔稍突出，有异臭气味。

问题 39. 如何挑选新鲜乳类、豆制品食材？

新鲜乳为乳白色或微黄色，呈均匀的流体，无沉淀、凝块和机械杂质，无黏稠和浓厚现象，具有特有的乳香味，无异味。

不新鲜乳为浅粉红色或显著的黄绿色，或是色泽灰暗，呈稠而不均的溶液状，有乳凝结成的致密凝块或絮状物，有明显异味。若常温保存的液态奶出现胀包现象，会存在变质风险，建议放弃食用。

酸奶、奶酪比较耐储藏，但酸奶和奶酪其实始终处于发酵过程中，时间太长了也会变酸、变质，所以需要冰箱储存。

富含蛋白质的豆制品也容易被细菌和病毒污染。

不新鲜的豆腐呈深灰色、深黄色或者红褐色，表面发黏，有馊味等不良气味；组织结构粗糙而松散，块形不完整；用手触易碎，无弹性。

问题 40. 如何有效清洗水果、蔬菜？

清洗是清除水果和蔬菜表面污物、微生物的基本方法，对去除农药残留也有一定的效果，尤其当直接生吃水果和蔬菜时更需要清洗。

水洗是最常用的方法，一般先简单冲洗后浸泡，浸泡时间不少于 10 分钟，然后再用清水冲洗即可，对于西蓝花等蔬菜尤其需要。

清洗时也可以选用洗涤剂和消毒剂，按照说明书使用范围和要求正确使用。无论是清洗还是消毒，食物已经变质产生的有害物质并不能够被完全消除，例如腐烂白菜中的亚硝酸盐等。因此，一旦发现食物腐败变质后，应予以丢弃。

问题 41. 烹调和储存食物过程中需注意哪些事项？

食物生熟要分开。

在食物清洗、切配、储藏的整个过程中，生熟都应分开处理。

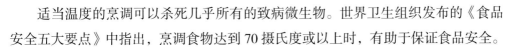

处理生食物要用专用器具，家中的菜刀、砧板、容器均应生熟分开，包括洗菜的盆和洗肉的盆也应分开，避免可能的交叉污染。

在烹饪中，应常常洗手，避免蛋壳、生肉的污染。

在冰箱里存放生熟食品，应分格摆放。直接可食用的熟肉、火腿肠，即食的凉菜等应严格与生食物分开，并每样独立包装。

食物的加热和煮熟。

适当温度的烹调可以杀死几乎所有的致病微生物。世界卫生组织发布的《食品安全五大要点》中指出，烹调食物达到 70 摄氏度或以上时，有助于保证食品安全。

因此，在对食物卫生状况没有确切把握的情况下，彻底煮熟食物是保证饮食安全的一个有效手段，尤其对于畜、禽、蛋和水产品等微生物污染风险较高的食物。

一般中餐烹饪时，在进行彻底煮熟食物的同时，还应检查以下方面：

（1）肉类和家禽应确保一定的煮、煨、炖时间，观察肉的外观是不是淡红色。

（2）切开已煮熟的肉时，不应带血丝，汤汁是清的。

（3）对于蛋类，应确保蛋黄已经凝固。

（4）烹煮海鲜或炖汤、炖菜时，要把食物煮至沸腾，并持续煮沸至少 1 分钟。

西餐中，描述牛、羊肉烹调程度的术语一般有三种，即生、半生半熟和熟透，可以用温度、颜色、时间来辨识其生熟度。这种生或半生半熟的烹饪做法，需要良好的肉质和技术，一般不建议在家里效仿。

隔顿、隔夜的剩饭在食用前必须彻底再加热，以杀灭储存时增殖的微生物。致病菌在熟食品中比在生食品中更容易繁殖，因此决不能忽视熟食的二次加热过程。

如果发现食物已经变质时，应果断弃去，因为一些微生物产生的毒素靠加热是消除不了的。

问题 42.食物储存需注意些什么？

食物合理储存的目的是保持新鲜，避免污染。粮食、干果类食品储藏的基本原则是低温、避光、通风和干燥。通常采取的措施是防尘、防蝇、防鼠、防虫及防止霉变。

储存食物，特别要注意远离有毒有害物品，如农药、杀虫剂、杀鼠剂、消毒剂和亚硝酸盐等，防止污染和误食。

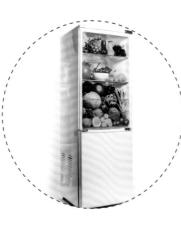

动物性食物蛋白质含量高，容易发生腐败，应特别注意低温储藏。一般低温储藏分为冷藏和冷冻。常用的冰箱冷藏温度是 4~8 摄氏度，冷冻温度为 –23~–12 摄氏度。

储存过程中应注意：

（1）干燥。如果冷冻室内温度反复变化，有些食物可能会变白，变干，冷冻前应充分密封好。

（2）颜色。注意冷藏、冷冻食物的颜色，如果不是最初的颜色了，可能变干了，或者出现了油脂氧化。

（3）质量。如果冷冻食品变得像雪一样，霜冻太多，食品质量可能会发生变化。

新鲜蔬菜若存放在潮湿和温度过高的地方容易产生亚硝酸盐，腐烂后亚硝酸盐含量更高，所以也有必要将其存于低温环境并尽快食用。

但是有些食物是不适宜冷藏的，如热带水果（香蕉、荔枝、火龙果、芒果等）在冰箱冷藏，会有冻伤的表现。

黄瓜在冰箱放置 3 天以上，表皮会有水浸状表现，失去原有风味。一些焙烤食品（面包等），在冰箱放置时间过长，会逐渐变硬或变陈，影响食物的口感和风味。因此，上述食品尽量现买现吃。

烹煮好的食物也应尽快食用。如果需要存放 2 小时以上，特别是在气温较高的夏、秋季节，应将存放温度控制在 60 摄氏度以上或 5 摄氏度以下，以减慢微生物的生长速度，防止致病菌的大量繁殖。

冰箱不要塞太满，冷空气需要足够的循环空间来保证制冷效果。生熟食物别混放，熟食在上，生食在下。剩饭菜在冰箱中存放后应尽快吃完，重复加热不能超过一次。定期检查冰箱，发现食物有变质腐败现象要马上清除。定期清洗冰箱，擦洗冰箱内壁及各个角落。

冷冻食品也应注意饮食卫生。

冷冻条件下大多数微生物处于休眠状态，因此食物冷冻能保存 / 保鲜较长时间。考虑到有些微生物在低温环境下也可以存活繁殖，建议冷冻食品在家储存时，应关注生产日期、保质期，保证食品在保质期内尽快食用。

冷冻散装食物时可分成若干小包装，每次食用一份，避免反复冻融，增加食品安全风险。

在超市、市场选购冷冻冰鲜食品时，可佩戴一次性塑料手套挑选，避免用手直接接触。

如果网购境外冷冻食品，要关注海关食品检疫信息，给外包装消毒后食用或保存。

问题 43. 常见的有毒食物有哪些？

一些动物和植物性食物中含有天然毒素，由于误食这些动植物导致的食物中毒事件在我国常有报道，需要引起特别注意。

（1）河鲀。河鲀肉鲜美，但是河鲀的多种内脏均含有一种能致人死亡的神经性毒素——河鲀毒素。其毒性相当于剧毒药物氰化钠的1250倍，不足1毫克就能致人死亡。

河鲀毒素最高的部位是卵巢、肝脏，其次是肾脏、鳃和皮肤。这种毒素能使人神经麻痹、呕吐、四肢发冷，进而心跳和呼吸停止。

为了预防误食河鲀中毒，需要学会认识和鉴别这种鱼。河鲀体呈圆筒形，头圆形，鱼体光滑无鳞，可有美丽的斑纹或呈黑黄色，鳃小不明显，肚腹为黄白色，背部有小白刺。

（2）毒蕈。毒蕈又称毒蘑菇，是指食后可引起中毒的蕈类。

在我国目前已鉴定的蕈类中，可食用蕈近300种，有毒蕈类约100种，可致人死亡的至少10种。

毒蕈中毒事件在全国各地均有发生，多发生在高温多雨的夏、秋季节，以家庭散发为主，有时在一个地区连续发生多起，常常是由于误采毒蘑菇食用而中毒。

为了预防毒蕈中毒，我们一定要做到不要轻易品尝不认识的蘑菇，如需食用，必须请教有实践经验者，分辨清楚，证明确实无毒方可食用。如果不慎误食了有毒蘑菇，应立即采取催吐、洗胃、导泻等有效措施，并及时就医。

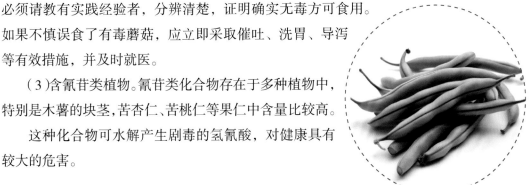

（3）含氰苷类植物。氰苷类化合物存在于多种植物中，特别是木薯的块茎，苦杏仁、苦桃仁等果仁中含量比较高。

这种化合物可水解产生剧毒的氢氰酸，对健康具有较大的危害。

　　预防此类中毒的措施主要是加强宣传教育，不吃各种苦味果仁和木薯。若食用苦味果仁，必须用清水充分浸泡，再敞锅蒸煮，使氢氰酸挥发掉。

　　食用木薯前必须将木薯去皮，加水浸泡3天以上，再敞锅蒸煮，熟后再置清水中浸泡40小时。

　　（4）未成熟和发芽的马铃薯。马铃薯又称土豆、洋山芋，是我国居民经常食用的一种薯类食品。马铃薯中含有一种毒性成分龙葵素，可引起溶血，并对运动中枢及呼吸中枢有麻痹作用。

　　成熟的马铃薯含龙葵素很少，但未成熟或发芽的马铃薯，这种毒素含量则明显增多。因此，大量食用未成熟或发芽的马铃薯可引起急性中毒。

　　预防马铃薯中毒的措施主要是避免食用皮呈现青紫色的马铃薯，以及发芽的马铃薯。发芽的马铃薯引起中毒的龙葵素可溶于水，遇醋酸易分解，高温、高热、煮熟亦能解除其毒性。少量发芽的马铃薯应深挖去发芽部分，并用水浸泡30分钟以上，弃去浸泡水，再加水煮透，倒去汤汁才可食用。另外，在煮马铃薯时可加些米醋，促使其毒素分解。

　　（5）鲜黄花菜。鲜黄花菜中含有秋水仙碱，经肠道吸收后可在体内转变成有毒的二秋水仙碱，引起食物中毒。

　　秋水仙碱可溶解于水，因而通过焯水、泡煮等过程可减少其含量，降低对人体的毒性。因此，食用鲜黄花菜应该用水浸泡或用开水浸烫后弃水炒煮食用。

　　（6）未煮熟的四季豆。四季豆是人们普遍食用的一种蔬菜。生的四季豆中含皂苷和血细胞凝集素，对人体消化道具有强烈刺激性，并对红细胞有溶解或凝集作用。如果烹调时加热不彻底，其中的毒素未被破坏，食用后就会引起中毒。

　　避免四季豆中毒的方法非常简单，只要在烹调时把四季豆充分加热、彻底煮熟，使其外观失去原有的生绿色，就可以破坏其含有的皂苷和血细胞凝集素。

　　（7）有毒贝类。贝类味道鲜美，是人们喜爱的海鲜食物，但织纹螺等含有毒性物质，容易引发食物中毒。贝类食物中毒的发生与水域中藻类大量繁殖有关。有毒藻类产生的毒素被贝类富集，当人们食用贝肉后，毒素迅速释放并产生毒性作用。

　　为了防止贝类食物中毒，在海藻大量繁殖期及出现赤潮时，应禁止采集、出售和食用贝类。另外，贝类的毒素主要集聚于内脏，食用时应注意去除，可减少中毒的可能性。

第二节　特殊人群膳食制作常见问题

　　备孕是指育龄夫妇有计划地怀孕，并对优孕进行必要的前期准备。

　　夫妻双方均应通过健康检查发现和治疗潜在疾病，避免在患病及营养不良状况下受孕，并保证充足的叶酸、碘、铁等微量营养素的储备。

　　体重是反映营养状况最实用的简易指标，定期测量体重，保证孕前体重正常、孕期体重适宜增长，可减少妊娠并发症和不良出生结局的发生。

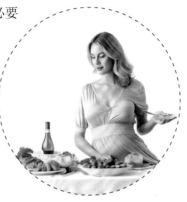

问题 1. 备孕期、孕期应注意补充哪些营养？

　　生育健康的宝宝是每对夫妻的心愿。为保证孕育质量，夫妻双方都应做好充分的孕前准备，使健康和营养状况尽可能达到最佳后再怀孕。

　　孕前夫妻双方均应将体重指数（BMI）调整至正常范围，即 BMI 为 18.5~23.9 千克 / 米^2，并确保身体健康和营养状况良好。女方还需特别关注叶酸、碘、铁等重要营养素的储备。

　　备孕妇女至少应从计划怀孕前 3 个月开始每天补充叶酸 400 微克，坚持食用碘盐，每天吃鱼、禽畜瘦肉和蛋类共计 150 克，每周至少摄入 1 次动物血或肝脏替代瘦肉。

　　早孕反应不明显的孕早期妇女可继续维持孕前平衡膳食，早孕反应严重影响进食者，不必强调平衡膳食和规律进餐，应保证每天摄入至少含 130 克碳水化合物的食物。

　　孕中期开始，应适当增加食物的摄入量，特别是富含优质蛋白质、钙、铁、碘等营养素的食物。孕中、晚期每天饮奶量应增至 500 克。孕中期鱼、禽畜及蛋类合计摄入量增至 150~200 克，孕晚期增至 175~225 克。建议每周食用 1~2 次动物血或肝脏、2~3 次海产鱼类。健康孕妇每天应进行不少于 30 分钟的中等强度身体活动，保持健康生活方式。母乳喂养对孩子和母亲都是最好的选择，夫妻双方应尽早了解母乳喂养的益处，学习正确哺乳的方法，为产后尽早开奶和成功母乳喂养做好各项准备。

孕期胎儿的生长发育、母体乳腺和子宫等生殖器官的发育，以及为分娩后乳汁分泌进行必要的营养储备，都需要额外的营养。妊娠期妇女应在孕前平衡膳食的基础上，根据胎儿生长速度及母体生理和代谢变化适当调整进食量。

孕早期胎儿生长发育速度相对缓慢，孕妇所需营养与孕前差别不大。孕中期开始，胎儿生长发育逐渐加速，母体生殖器官的发育也相应加快，需要增加营养，应在一般人群平衡膳食的基础上，适量增加奶、鱼、禽、蛋和瘦肉的摄入，食用碘盐，合理补充叶酸和维生素 D，以保证对能量和优质蛋白质、钙、铁、碘、叶酸等营养素的需要。

孕育新生命是正常的生理过程，要以积极的心态适应孕期的变化，学习相关孕育知识，为产后尽早开奶和成功母乳喂养做好充分准备。

问题 2. 如何满足孕期对叶酸和铁的需要？

备孕期及孕期的营养需求与一般人群不同，其中就包括了对叶酸和铁的需要。

富含叶酸的食物有动物肝脏、蛋类、豆类、酵母、绿叶蔬菜、水果及坚果类。但天然食物中存在的叶酸是四氢叶酸的各种衍生物，均为还原型，烹调加工或遇热易分解，生物利用率较低。

叶酸补充剂是合成的氧化型单谷氨酸叶酸，稳定性好，生物利用率高。孕前每天补充 400 微克叶酸，持续 3 个月，可使红细胞叶酸浓度达到有效预防子代神经管畸形发生的水平。孕期继续每天补充 400 微克叶酸，可满足机体的需求。

动物血、肝脏及红肉中铁含量丰富，吸收率高。每日摄入瘦肉 50~100 克，每周摄入 1~2 次动物血或肝脏，每次 20~50 克，可满足机体对铁的需要。摄入含维生素 C 较多的蔬菜和水果，有助于提高膳食铁的吸收与利用率。

孕中期和孕晚期每日铁的推荐摄入量为 24 毫克和 29 毫克。孕妇每天摄入 20~50 克瘦肉可提供 1~2.5 毫克铁，每周摄入 1~2 次动物血或肝脏，每次 20~50 克，可提供铁 7~15 毫克，基本能满足孕期增加的铁需要。

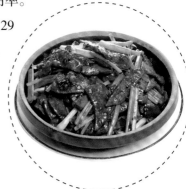

含铁和维生素 C 丰富的菜肴有：

（1）猪肝炒柿子椒。猪肝 50 克，柿子椒 150 克。

含铁 12.5 毫克，维生素 C 118 毫克。

（2）鸭血炒韭菜。鸭血 50 克，韭菜 150 克。

含铁 16.8 毫克，维生素 C 36 毫克。

（3）水煮羊肉片。羊肉 50 克，豌豆苗 100 克，油菜 100 克，辣椒 25 克。

含铁 7.6 毫克，维生素 C 118 毫克。

问题 3. 如何为孕期提供足量的碘和维生素 D？

碘和维生素 D 也是孕期不可缺少的两种重要营养素，那么，哪些食物可以为孕期提供足量的碘和维生素 D 呢？

根据我国现行食盐强化碘量 25 毫克 / 千克，碘的烹调损失率 20%，每日食盐摄入量 5 克计算，可摄入碘约 100 微克，基本达到成年人推荐量。

孕期每天对碘的需要增加 110 微克。碘缺乏可导致胎儿发育不良、智力低下。考虑到早孕反应的影响，建议备孕期和孕期妇女除食用碘盐外，每周摄入 1~2 次富含碘的海产食品，如海带、紫菜、贻贝等。

可提供 110 微克碘的常见食物有：裙带菜干品 0.7 克、紫菜干品 2.5 克、贝类 30 克、海带鲜品或水发品 100 克。

此外，有些菜肴的含碘量也符合孕期妇女的需求，可供参考食用：

（1）海带炖排骨。鲜海带 100 克（含碘 114 微克），排骨 200 克。

（2）紫菜蛋花汤。紫菜 5 克（含碘 212 微克），鸡蛋 25 克（含碘 6.8 微克）。

（3）贻贝炒洋葱。贻贝 50 克（含碘 173 微克），洋葱 100 克（含碘 1.2 微克）。

上述菜肴的含碘量分别加上每天由碘盐获得的 100 微克碘，既能满足备孕期和孕期妇女碘的需要，也在安全范围之内。

天然食物中维生素 D 的含量较低，动物肝脏、蛋黄、奶油中相对较高。人体皮肤经紫外线照射可以合成维生素 D，妇女平均每天接受阳光照射 10~20 分钟，所合成的维生素 D 基本上能够满足身体的需要。

阳光和紫外线的强度受地域和季节的影响，如冬春季，需要将面部和双臂暴露于阳光下 20~30 分钟，夏季将面部和双臂暴露于阳光下 10 分钟左右即可。生活在高纬度地区，冬季缺乏阳光或户外活动不足，不能通过日光合成维生素 D 的妇女，可服用维生素 D 补充剂 10 微克 / 天。

问题 4. 孕期需摄入多少奶、鱼、禽、蛋和瘦肉？

为满足对优质蛋白质、钙、铁的需要，孕中、晚期应适当增加奶、鱼、禽、蛋、瘦肉摄入。《中国居民膳食指南（2022）》推荐的低至中度身体活动水平妇女备孕和孕期一日食物量如下：

（1）备孕期或孕早期。粮谷类 200~250 克，薯类 50 克，蔬菜类 300~500 克，水果类 200~300 克，鱼、禽、蛋、肉（含动物内脏）130~180 克，奶 300 克，大豆 15 克，坚果 10 克，烹调油 25 克，加碘食盐 5 克，饮水量 1500~1700 毫升。

（2）孕中期。粮谷类 200~250 克，薯类 75 克，蔬菜类 400~500 克，水果类 200~300 克，鱼、禽、蛋、肉（含动物内脏）150~200 克，奶 300~500 克，大豆 20 克，坚果 10 克，烹调油 25 克，加碘食盐 5 克，饮水量 1700 毫升。

（3）孕晚期。粮谷类 225~275 克，薯类 75 克，蔬菜类 400~500 克，水果类 200~350 克，鱼、禽、蛋、肉（含动物内脏）175~225 克，奶 300~500 克，大豆 20 克，坚果 10 克，烹调油 25 克，加碘食盐 5 克，饮水量 1700 毫升。

简单总结一下就是，无论哪个孕期，坚果类都是 10 克，烹调油都是 25 克，加碘食盐都是 5 克，这三个是无须改变的。

大豆从早期的 15 克增到了中、晚期的 20 克。

薯类从早期的 50 克增到了中、晚期的 75 克。

奶量从早期的 300 克增到了中、晚期的 300~500 克。

蔬菜类从早期的 300~500 克增到了中、晚期的 400~500 克。

粮谷类从早、中期的 200~250 克增到了晚期的 225~275 克。

水果类从早、中期的 200~300 克增到了晚期的 200~350 克。

鱼、禽、蛋、肉（含动物内脏）增加比较明显，孕早期 130~180 克，中期增至 150~200 克，晚期增至 175~225 克。

其中，粮谷类中，全谷物和杂豆应不少于 1/3；蔬菜类中，新鲜绿叶蔬菜或红黄色蔬菜应占 2/3 以上。

此外，同等重量的鱼类与禽畜类食物相比，提供的优质蛋白含量相差无几，但鱼类所含脂肪和能量明显少于禽畜类。因此，当孕妇体重增长较多时，可多食

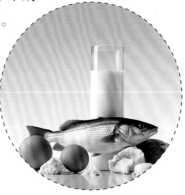

用鱼类而少食用禽畜类，食用禽畜类时尽量剔除皮和肥肉，畜肉可优先选择脂肪含量较少的牛肉。

为保证动物性铁的需要，建议每周吃 1~2 次动物血或肝脏。此外，鱼类尤其是深海鱼类，如三文鱼、鲱鱼、凤尾鱼等，还含有较多的 ω-3 多不饱和脂肪酸，其中的二十二碳六烯酸（DHA）对胎儿脑和视网膜功能发育有益，最好每周食用 2~3 次。

如果大豆和坚果摄入达不到推荐量，则需要适量增加动物性食物。

问题 5. 母乳喂养需要做哪些准备？

母乳喂养对宝宝和妈妈都是最好的选择，任何代乳品都无法取代母乳。每一位准妈妈都要有用自己的乳汁哺育孩子的信心。

成功的母乳喂养不仅需要健康的身体，还需要积极的心理准备。孕妇应尽早了解母乳喂养的益处，加强母乳喂养的意愿，学习母乳喂养的方法和技巧，为母乳喂养做好各项准备。

第一，心理准备。母乳喂养可给孩子提供全面的营养和充分的情感交流，让婴儿获得最佳的生长发育和安全感。

母乳喂养有助于产妇子宫收缩和产后体重的恢复（逐渐分解掉孕期体内储备的脂肪），还能降低乳腺癌的发病率。

总之，母乳喂养对母子双方均有许多益处，夫妻双方都需要充分了解这些益处，做好纯母乳喂养至婴儿 6 月龄的心理准备。

第二，营养准备。孕期增加的能量和营养素摄入，除能满足母体和新生命的需要外，也有一部分是为产后泌乳进行必要的营养储备。

正常妇女的孕期增重中有 3~4 千克的脂肪蓄积是为产后泌乳储备的能量，孕期适宜增重有助于产后及时泌乳，母乳喂养有助于消耗孕期蓄积的脂肪和产后体重的恢复。

第三，乳房护理。妊娠早期乳房开始增大，应适时更换胸罩，选择能完全罩住乳房并能够有效支撑乳房底部及侧边、不挤压乳头的胸罩。

孕中、晚期可经常对乳头乳晕进行揉捏、按摩等护理，以增强乳头、乳晕的韧性和对刺激的耐受性。

问题 6. 如何合理安排哺乳期妇女膳食？

哺乳期妇女的膳食情况直接影响到母婴健康。那么，该如何合理安排哺乳期妇女的膳食呢？

产妇在分娩后可能会感到疲劳无力或食欲较差，可选择较清淡、稀软、易消化的食物，如面片、挂面、馄饨、粥、蒸或煮的鸡蛋及煮烂的菜肴，之后就可过渡到正常膳食。

剖宫产的产妇术后约 24 小时胃肠功能恢复，应给予术后流食 1 天，但忌用牛奶、豆浆、大量蔗糖等胀气食品，情况好转后给予半流食 1~2 天，再转为普通膳食。

采用全身麻醉或手术情况较为复杂的剖宫产术后妇女的饮食应遵医嘱。

哺乳期妇女整个哺乳期（包括月子）均应坚持食物多样，以满足自身营养需求，保证乳汁营养和母乳喂养的持续性。每天的膳食应包括谷薯类、蔬果类、畜禽鱼蛋奶类、大豆坚果类食物。

通过选择小分量食物、同类食物互换、粗细搭配、荤素双拼、色彩多样的方法，达到食物多样。

哺乳期妇女一天食物建议量为：

粮谷类 225~275 克，其中全谷物和杂豆不少于 1/3。

薯类 75 克。

蔬菜类 400~500 克，其中绿叶蔬菜和红黄色等有色蔬菜占 2/3 以上。

水果类 200~350 克。

鱼、禽、蛋、肉类（含动物内脏）总量为 175~225 克。

牛奶 300~500 毫升。

大豆类 25 克。

坚果 10 克。

烹调油 25 克。

食盐不超过 5 克。

饮水量为 2100 毫升。

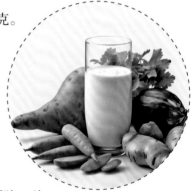

为保证维生素 A 的需要，建议每周吃 1~2 次动物肝脏，总量达 85 克猪肝或 40 克鸡肝。动物性食物和大豆类食物之间可做适当的替换，豆制品喜好者可以适当增加大豆制品，减少动物性食物，反之亦可。

这些数字看上去可能有些枯燥和没头绪，下面就给大家举个例子，例子中的哺乳期妇女食谱每天可供能 2250 千卡。

早餐：

肉包子：面粉 50 克，瘦猪肉 20 克，植物油 2 克。

红薯稀饭：大米 20 克，小米 10 克，红薯 20 克。

拌黄瓜：黄瓜 100 克。

煮鸡蛋：鸡蛋 50 克。

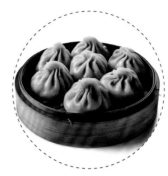

早点：

牛奶：牛奶 250 克。

苹果：苹果 150 克。

午餐：

生菜猪肝汤：生菜 100 克，猪肝 20 克，植物油 5 克。

丝瓜炒牛肉：丝瓜 100 克，牛肉 50 克，植物油 8 克。

清蒸带鱼：带鱼 40 克，小香葱 10 克，植物油 2 克。

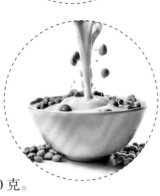

大米杂粮饭：大米 50 克，绿豆 15 克，小米 30 克，糙米 10 克。

午点：

橘子：橘子 175 克。

晚餐：

青菜炖豆腐：小白菜 175 克，豆腐 175 克，虾仁 20 克，植物油 8 克。

鸡汤炖香菇：鸡肉 50 克，鲜香菇 25 克。

玉米面馒头：玉米面 30 克，小麦面 50 克。

蒸红薯：红薯 50 克。

晚点：

牛奶煮麦片：牛奶 250 克，麦片 10 克。

上面的例子仅供参考，具体菜品还需参考哺乳期妇女口味进行调整。

问题 7. 如何保证哺乳期各类营养素的充足摄入？

哺乳期膳食对优质蛋白质、维生素 A、钙、碘等营养素的需求量比普通膳食要大，那么该如何保证这些营养素的充足摄入呢？

第一，蛋白质。哺乳期妇女膳食蛋白质需要有所提高，应在一般成年女性所需基础上每天增加 25 克。

鱼、禽、肉、蛋、奶及大豆类食物是优质蛋白质的良好来源，最好一天选用3种以上，数量适当，合理搭配，以获得所需要的优质蛋白质和其他营养素。

可提供25克优质蛋白质的食物组合有：

组合一：牛肉50克，鱼50克，牛奶200克。

本组合既可提供25克优质蛋白质，还可提供216毫克钙，补充哺乳期妇女对钙的需求，若不增加牛奶，则应考虑每天补钙200毫克。

组合二：瘦猪肉50克，鸡肉60克，鸡肝20克。

本组合既可提供25克优质蛋白质，还可提供维生素A 2100微克视黄醇当量（RE），每周一次相当于每天增加维生素A 300微克RE。

第二，维生素A。哺乳期妇女的维生素A推荐量比一般成年女性每天增加600微克RE。动物肝脏富含活性维生素A，利用效率高，每周增选1~2次猪肝（总量85克）或鸡肝（总量40克），可以达到推荐摄入量。

第三，钙。哺乳期妇女膳食钙推荐摄入量比一般成年女性每天增加200毫克，总量达到1000毫克。

奶类富含钙且易于吸收，是钙的最好食物来源。若哺乳期妇女每天饮奶总量达500毫升，则可获得约540毫克钙，加上选用深绿色蔬菜、豆制品、虾皮、小鱼等含钙较丰富的食物，则可达到推荐摄入量。同时哺乳期妇女还应补充维生素D或晒太阳，增加钙的吸收和利用。

提供约1000毫克钙的食物组合有：

组合一：牛奶500毫升，豆腐100克，虾皮5克，蛋类50克，绿叶菜（如小白菜）200克，鱼类（如鲫鱼）100克。本组合有1/2以上的钙来自牛奶，牛奶中的钙易于吸收利用。若不习惯多饮牛奶，则应参照组合二增加其他含钙丰富的食物，如豆腐干、绿叶菜、芝麻酱等的摄入，以保证获得足够的钙。此外，不习惯饮牛奶或有乳糖不耐受的哺乳期妇女，也可尝试用酸奶替代。

组合二：牛奶300毫升，豆腐干60克，芝麻酱10克，蛋类50克，绿叶菜（如小白菜）300克，鱼类（如鲫鱼）100克。

第四，碘。哺乳期妇女膳食碘推荐摄入量比非孕非哺乳女性每天增加120微克，总量达到240微克。按照碘盐摄入量每天5克计算，每天通过食盐摄入碘量约100

微克。

因此，哺乳期妇女要达到每天 240 微克碘的推荐摄入量以满足身体需要，除选用碘盐烹调食物外，还需增加碘含量比较丰富的海产品摄入，如海带、紫菜、贻贝等。

建议每周摄入 1~2 次富含碘的海产品。可提供 140 微克碘的常见食物有：鲜海带 120 克，紫菜 3 克，贻贝 40 克，海鱼 50 克。

问题 8. 如何促进乳汁分泌？

影响泌乳量的因素主要包括婴儿和哺乳期妇女两个方面。其中婴儿吮吸是母亲泌乳反射和排乳反射的启动因素。

新生儿出生后 10~30 分钟内吮吸反射能力最强，因此在产后 1 小时内应尽早让新生儿吮吸乳头及乳晕，这是哺乳期妇女及其家庭成员必须具有的喂养态度和行为，此时添加其他食物（糖水、配方奶等）可明显降低新生儿对乳头的吮吸，都不利于母乳喂养。

吮吸时将乳头和乳晕的大部分同时含入婴儿口中，婴儿吮吸时能充分挤压乳晕下的乳窦，使乳汁排出，又能有效刺激乳头上的感觉神经末梢，促进泌乳反射，使乳汁越吸越多，越吸越频繁（24 小时内至少 10 次），哺乳期妇女泌乳越早越好。

生后母婴同室，新生儿尽早（＜1 小时）与母亲进行肌肤接触等，也是促进泌乳的重要因素。

对哺乳期妇女而言，乳汁分泌与其生理（神经内分泌）、心理认知（知识、态度和信念）、膳食营养、睡眠、身体活动等诸多因素密切相关。

（1）营养合理。营养合理是乳汁分泌的物质基础，而食物多样是营养充足的保障。哺乳期妇女应做到膳食合理，食物多样，对健康食物不用有禁忌。

（2）调节产后心理和情绪。产后哺乳期妇女心理和情绪可能发生变化，一般会在产后 10~14 天明显改善，如心理症状无减轻甚至加重，应及时寻求专业人员帮助和支持。

（3）生活规律，睡眠充足，身体活动适宜。哺乳期妇女要保证每日 7~9 小时睡眠，以促进乳汁分泌和产后恢复。为此睡眠环境需要保持适宜（空气清新、温湿度适宜、母子同室），生活规律和婴儿保持一定程度的同步，尤其在产褥期。婴儿满 3 个月后要逐渐建立睡眠规律，尤其养成夜间长睡眠习惯，睡前半小时或更久要远离手机、电视、电脑等电子设备。产后逐渐恢复每周至少 150 分钟中等强度身体活动。

问题 9. 哺乳期如何合理饮用汤水？

哺乳期妇女每天分泌乳汁，加上自身代谢的增加，水的需要量也相应增加。每日应比孕前增加 1100 毫升水的摄入，可以多吃流质食物，如鸡汤、鲜鱼汤、猪蹄汤、排骨汤、菜汤、豆腐汤等，每餐都应保证有带汤的食物。

但汤的营养素密度不高，过量喝汤会影响其他食物如主食和肉类的摄取，造成贫血和营养不足等问题。因此，喝汤也有讲究。

（1）餐前不宜喝太多汤。餐前多喝汤会导致食量减少。对于需要补充营养的哺乳期妇女而言，应该增加而不是减少食量，所以餐前不宜喝太多汤，可在餐前喝半碗至一碗汤，待到八九成饱后再喝一碗汤。

（2）喝汤的同时要吃肉。肉汤的营养成分大约只有肉的 1/10，为了满足产妇和宝宝的营养，应该连肉带汤一起食用。

（3）不宜喝多油浓汤。太浓、脂肪太多的汤不仅会影响产妇的食欲，还会引起婴儿脂肪消化不良性腹泻。煲汤的材料宜选择一些脂肪含量较低的肉类，如鱼类、瘦肉、去皮的禽肉、瘦排骨等，也可喝蛋花汤、豆腐汤、蔬菜汤、面汤及米汤等。

婴儿 3 个月内，哺乳期妇女应避免饮用含咖啡因的饮品，如咖啡、茶。3 个月后，哺乳期妇女每日咖啡因摄入量应小于 200 毫克。

咖啡中咖啡因的含量因咖啡豆品种和加工方法有很大不同，低咖啡因咖啡，如一杯意式咖啡中，含量可能低至 50 毫克，而一杯滴滤咖啡中的含量可高达 200 毫克。如不了解咖啡品种和制作方法，哺乳期妇女每天饮用咖啡不要超过一杯。浓茶中的咖啡因含量也较高，哺乳期妇女可饮用淡茶水补充水分。

问题 10."母乳价值"可评估吗？

对于哺乳期的妈妈们来讲，被询问"奶水好不好？"着实是一个经常遇到却又极不想回答的问题。有些妈妈的乳汁比较浓稠，有些比较稀薄，这是不是意味着浓稠的乳汁比稀薄的乳汁营养价值高呢？

其实这是一个很大的误区！不宜用母乳颜色、质地以及母乳成分测定结果来判定母乳价值。因为母乳对于每一个婴儿来说都是无价的！

母乳颜色、黏稠度与哺乳阶段、母亲膳食和饮水，以及内循环等因素密切相关。比如初乳比成熟乳颜色淡，但富含免疫因子，哺乳过程中母乳由稀薄变浓稠，是为满足婴儿饱腹的需要，乳汁脂肪含量增加。不同母亲的母乳，颜色和质地也会有不同。

因此，无论颜色深浅、稀薄还是浓稠的母乳，只要是健康母亲的乳汁，都能给孩子提供生长发育所需的营养。

此外，母乳中的蛋白质以 α-乳清蛋白为主，这种蛋白质溶于水，赋予人乳稀薄的状态。母乳的颜色和黏稠度不是判断母乳营养好坏的依据。

母乳中的大部分物质并不是直接来源于母体当前摄入的膳食成分，而是直接或间接来源于母体内营养储备，这是人类在进化过程中适应环境求得生存和发展的结果。

母乳成分测定是研究母乳和了解母乳的必须技术手段，但母乳成分测定需要比较精密和专业的设备，以及专业技术操作。此外，母乳成分测定存在很大的技术挑战和测定误差，因此不能用任何母乳成分测定数据，简单地判断母乳对婴儿的营养价值，更不能根据母乳测定结果中任何一项指标的高低，做出是否给婴儿添加奶粉的决定。

大部分母乳成分的营养差异和变化是源于母亲个体差异及泌乳过程中的成分波动，并不都能反映母亲膳食状况或营养状况的轻微变化。有一部分母乳成分的含量受哺乳期妇女自身储备和膳食状况影响较为明显，如母乳脂肪酸（亚油酸、α-亚麻酸、DHA、AA）含量，以及维生素 A、维生素 D、维生素 K、维生素 E、维生素 C、维生素 B_1、维生素 B_2、维生素 B_6、维生素 B_{12}、胆碱含量。

可以使用精密和专业设备，通过专业和严谨的技术操作测定这些含量指标，其结果可以用于指导哺乳期妇女膳食改善的建议。尽管如此，这些指标仍然不能作为否定母乳优越性的依据。

问题 11. 纯母乳喂养的婴儿需要喂水吗?

纯母乳喂养的婴儿不需要喂水。

纯母乳喂养可以满足 6 月龄内婴儿对水和各种营养物质的需求,所以纯母乳喂养的婴儿一般不需要再额外喂水。

母乳中含有充足的水,婴儿也可以根据自己的需求,通过调节吮吸母乳的次数和吮吸量来保证水的摄取。

除非养育不当,如温暖环境下过度衣着和包裹,造成婴儿大量出汗,这种情况下婴儿可能拒绝母乳而接受饮水,正确的处理方式是调整婴儿衣着、避免婴儿过热,而不应该靠额外饮水来调节。

问题 12. "初乳" 对新生儿重要吗?

母乳对于新生儿来讲,有着不可替代的重要作用。

出生后 1 小时内即开始母婴肌肤接触,可明显提高 1~4 月龄婴儿的母乳喂养率。新生儿出生 10~30 分钟后即具备觅食和吮吸能力,出生后 30 分钟至 1 小时以前的吮吸,有利于建立早期母乳喂养模式。

早吮吸和早接触可降低新生儿低血糖发生的风险。尤其是初乳,富含生物活性成分和免疫物质,对新生儿免疫系统和肠道功能发展和成熟尤为重要。

(1)新生儿出生后尽早吮吸有利于建立母乳喂养模式。母婴接触可提高母乳喂养率,尽早开奶是纯母乳喂养成功的必须要求。

乳腺的泌乳活动是母婴双方协同完成的过程,让新生儿尽早、频繁地吮吸乳头,有利于刺激乳汁分泌,是保证成功开奶的关键措施。

新生儿尽早吮吸,能刺激乳晕中的腺体分泌婴儿特别敏感的气味,吸引婴儿通过鼻的嗅觉及面颊和口腔的触觉来寻找和接近乳头,通过吮吸刺激催乳激素的分泌,进而促进乳腺分泌乳汁。

吮吸能帮助新生儿建立和强化吮吸、催乳激素、乳腺分泌三者之间的反射联系,为纯母乳喂养的成功提供保障。

(2)初乳对新生婴儿免疫系统和肠道成熟尤为重要。尽早开奶,可充分利用初乳(分娩后 7 天内分泌的乳汁),使得婴儿获得更多营养和健康益处。

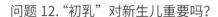

婴儿出生时已具备良好的吮吸条件反射和吮吸能力。但胃容量小、肠黏膜发育不完善、消化酶不成熟。母乳，尤其是初乳，既能很好地满足新生儿的营养需要，又能适应其消化和代谢能力，是帮助新生儿自主获取液体能量和营养素的最理想食物。

如初乳蛋白质含量可达 20~30 克 / 升，为成熟乳的 2~3 倍，其中近 90% 的蛋白质是 α - 乳清蛋白，其氨基酸模式最适合婴儿需要。此外，初乳蛋白质中富有免疫球蛋白及细胞因子，如分泌型 IgA、白细胞介素、乳铁蛋白、脂肪酶、溶菌酶等，对初生婴儿的免疫系统、肠道成熟和消化吸收都很有帮助。

问题 13. 什么是"回应式喂养"？

《中国居民膳食指南（2022）》特别提出了适用于 0~6 月龄婴儿的母乳喂养指南。其中六大准则中的第三条是"回应式喂养，建立良好的生活规律"。

随着婴儿胃肠道成熟和生长发育，母乳喂养将从按需喂养模式向规律喂养模式递进。

婴儿饥饿是按需喂养的基础，应及时识别婴儿饥饿及饱腹信号，并尽快做出喂养回应。哭闹是婴儿表达饥饿信号的最晚表现。

应按需喂养，不要强求喂奶次数和时间，但出生后最初阶段每天会在 10 次以上。婴儿异常哭闹时，应考虑非饥饿原因。

那么，什么是"回应式喂养"呢？

婴儿的胃容量逐渐增加，因此其进食量的需求也会发生变化。回应式喂养是指符合婴儿进食特性的喂养方式，强调喂养的时长和频次由婴儿进食意愿和需求决定，包括早期新生儿的按需喂养方式，以及日后逐渐形成的规律喂养方式。

所谓回应式喂养，也称顺应喂养，就是要及时地对婴儿发出的进食需求，迅速做出喂养回应。

按需喂养是指通过识别婴幼儿发出饥饿与进食的信号，在不限制哺乳次数和时长的前提下，立即、合理回应婴儿的进食需要。

婴儿饥饿是按需喂养的基础，饥饿引起哭闹时应及时哺喂，不要强求喂奶次数和时间，特别是 3 月龄内的婴儿。

问题 14. 如何判断何时哺喂婴儿呢？

识别出婴儿饥饿表现后，应立即哺喂。

婴儿饥饿时可能会出现以下表现：张嘴，吮吸手指、嘴唇或舌头；从睡眠中醒来，转动头，有好似寻找乳房的倾向；身体活动增多，呈现烦躁、哭闹等不安状态。

婴儿饥饿的早期表现包括警觉、身体活动增加、脸部表情增加；婴儿饥饿的后续表现才是哭闹。

以下反应有助于判断婴儿饥饿：婴儿转向或寻觅妈妈的乳房，张大嘴巴，舌头向下伸出，做出吮吸动作或者吮吸手指。

除了饥饿的表现外，婴儿胃肠道不适或其他身体不舒服，甚至婴儿情绪不佳也会表现出不同状态的哭闹，而非饥饿原因引起的哭闹，显然无法通过哺喂得到完全安抚。

新生儿胃容量小，胃排空较快，易感到饥饿，因此需要多次哺喂以满足其饮食需求。随着婴儿的成长发育，一般喂奶间隔从 1 小时逐渐延长至 3 小时左右。3 个月后，婴儿胃容量增大，进食习惯趋于规律，同时夜间睡眠时间延长，夜间喂奶次数也可逐渐减少。

问题 15. 母乳喂养需要额外补充维生素 D 吗？

《中国居民膳食指南（2022）》特别提出了适用于 0~6 月龄婴儿的母乳喂养指南。其中六大准则中的第四条是"适当补充维生素 D，母乳喂养无须补钙"。

人乳中维生素 D 含量低，婴儿并不能通过母乳获得足量的维生素 D。

阳光照射会促进皮肤中维生素 D 的合成，但鉴于养育方式的限制，阳光照射可能不是 6 月龄内婴儿获得维生素 D 的最方便途径。婴儿出生后应每日补充维生素 D 10 微克。

要让婴儿通过阳光照射获取足量维生素 D，需要做到以下几个方面：阳光充足，皮肤暴露范围足够，阳光暴露时间充足。

这些要求受当地季节、居住地纬度、环境污染等条件的影响。即使季节、气候等允许，也要注意阳光中的高能蓝光可以透过晶状体，到达婴儿视网膜，对婴儿视觉产生不良影响。

再者，婴儿皮肤娇嫩，过早暴露日光照射也可能会对婴儿皮肤造成损伤。

相比较而言，通过晒太阳获得维生素 D 难度高，不确定性大；而给婴儿补充维生素 D 难度小，可靠性高。因此，婴儿应该每日口服维生素 D 10 微克。

问题 16. 母乳喂养需要额外补钙吗？

母乳中钙含量是稳态调节的，不会因母亲钙摄入量的多少而变化。

为满足哺乳期的钙需求，哺乳期妇女体内会进行多种生理调节，其中最重要的是减少尿钙的排出，约 100 毫克 / 天。

母乳中的钙、磷比例约 2 ：1，母乳喂养的婴儿肠道中钙、磷形成的不溶性化合物较少，这将提高婴儿对母乳钙的吸收利用。另外，母乳中的饱和脂肪酸（棕榈酸）减少了皂钙的形成。

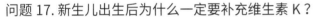

因此，婴儿可以始终从母乳中获取稳定、充足且极易于吸收的钙，无须额外补钙。

问题 17. 新生儿出生后为什么一定要补充维生素 K？

推荐新生儿出生后补充维生素 K，特别是剖宫产的新生儿。

母乳中维生素 K 含量很低，不能满足婴儿需求。出生时补充维生素 K，可有效预防新生儿出血症的发生。

问题 18. 如何给婴儿合理补充维生素 D？

婴儿出生后数日，当喂养状况比较稳定后，采用维生素 D 补充剂，开始每日补充维生素 D 10 微克，可在母乳喂养前将滴剂定量滴入婴儿口中，然后再进行母乳喂养。

这里建议的"数日"并不特别强调准确在哪一天，而是在婴儿出生后 1~2 周内，根据喂养状况能够从容安排维生素 D 补充剂使用即可。

对于每日口服补充维生素 D 有困难的婴儿，可每周或者每月口服一次相当剂量的维生素 D。

配方奶喂养的婴儿需要关注配方奶提供的维生素 D 含量，按照每日 700 毫升奶量估计，如能提供 10 微克维生素 D，则不再额外补充，否则也需要适量补充。

每日 10 微克的维生素 D 可满足婴儿在完全不接触日光照射情况下对维生素 D 的需要,这一补充量对北方地区、冬季或梅雨季节的婴儿都是基本充足的。

问题 19. 如何给婴儿合理补充维生素 K?

母乳中维生素 K 含量低,不能满足婴儿的需求,足月顺产儿在母乳喂养的支持下,可以很快建立正常的肠道菌群,并获得稳定充足的维生素 K 来源。

在婴儿正常的肠道菌群建立前,其维生素 K 需要可能得不到满足,尤其是剖宫产儿开奶延迟或得不到母乳喂养,或是早产儿、低出生体重儿,由于生长发育快,对维生素 K 的需要量增加,加之不能及时建立正常的肠道菌群,无法合成足够的维生素 K,容易发生维生素 K 缺乏出血性疾病。大量使用抗生素的婴儿,肠道菌群可能被破坏,也会面临维生素 K 缺乏风险。

新生儿出血性疾病最早发生在出生后 24 小时内,可危及生命。典型的新生儿出血症,发生在出生后 2~5 天,严重的可致死。

纯母乳喂养或以母乳喂养为主的婴儿,若出生时没有补充维生素 K,也有可能发生延迟性新生儿出血症,导致致命性的颅内出血。

目前,世界卫生组织(WHO)等均建议所有新生儿出生后补充维生素 K,以预防维生素 K 缺乏性出血。

按照相关的保健规范,目前新生儿出生后产科护理程序一般都会给予肌内注射维生素 K,使用剂量是 1 毫克,出生体重小于 1500 克的早产儿使用剂量是 0.5 毫克。

除了肌内注射外,目前没有婴幼儿广泛适用的口服维生素 K 补充剂,因此,养育人只需对此给予关注。

出生后没有注射维生素 K,或者母婴双方接受可能干扰维生素 K 代谢的相关治疗,则需要及时咨询医务人员。配方奶喂养的婴儿,需要关注配方奶提供的维生素 K 含量,以便有效预防新生儿出血症的发生。

问题 20. 配方奶能代替母乳喂养吗?

不能。婴儿配方奶只是母乳喂养失败后的无奈选择。

虽然婴儿配方奶粉都经过一定配方设计和工艺加工,保证了部分营养素的数量和比例接近母乳,但却无法模拟母乳中一整套完美独特的营养和生物活性成分体系,如低聚糖、铁蛋白和免疫球蛋白等，以及很多未知的活性成分。

母乳喂养的婴儿可以随母乳体验母亲摄入膳食中各种食物的味道，对婴儿饮食心理和接受各种天然食物有很大帮助，这也是配方奶粉无法模拟的。

此外，母乳喂养过程和奶瓶喂养过程给予婴儿的心理和智力体验完全不同。虽然婴儿配方奶粉能基本满足 0~6 月龄婴儿生长发育的营养需求，但完全不能与母乳相媲美。

问题 21. 哪些情况下可能需要医生等专业人员帮助来决定是否进行母乳喂养？

以下情况很可能不宜母乳喂养或常规方法的母乳喂养，需要采用适当的喂养方法，如配方奶喂养。具体患病情况、母乳喂养禁忌和适用的喂养方案，请咨询医师或营养师。

（1）婴儿患病，包括先天性、遗传性代谢疾病。

（2）母亲患病，如传染病、精神病。

（3）母亲因各种原因摄入药物和化学物质。

（4）经专业人员指导和各种努力后乳汁分泌仍不足。

问题 22. 新生儿黄疸会影响母乳喂养吗？

新生儿黄疸是胆红素，大部分为未结合胆红素在体内积聚而引起，其原因很多，有生理性和病理性之分。

新生儿出现黄疸是比较常见的。无论是生理性黄疸还是病理性黄疸，都可以母乳喂养。母乳喂养不足也是新生儿发生黄疸的重要原因。

有小部分新生儿会发生母乳性黄疸，其原因尚不完全明确，可能与母乳中的酶可催化结合胆红素变成未结合胆红素，加之新生儿肠蠕动慢有关。

即使是母乳性黄疸，目前也不主张停止母乳喂养，可少量多次喂养。当胆红素水平超过每升 150 毫克时，可暂停母乳喂养观察，如明显下降，确定为母乳性黄疸，仍可母乳喂养。

问题 23. 如何正确使用婴儿配方食品？

经过配方设计、工艺加工的婴儿配方奶相对于普通食品，如成人奶粉、蛋白粉、豆奶粉等较为适合婴儿营养需要和消化、代谢特点，可作为无法获得足量母乳喂养时的可选择补充。

那么，该如何正确地选择和使用婴儿配方食品呢？

（1）什么是婴儿配方奶？

婴儿配方奶，也被称为婴儿配方食品，是参考婴幼儿营养需要和母乳成分研究资料，以乳及乳制品、大豆及大豆蛋白制品为主要蛋白来源，经过一定配方设计和工艺处理而生产的，用于喂养不同生长发育阶段和健康状况婴儿的食品。

由于经过了一定的配方设计，如食物成分的调整、营养素强化和功能成分的增加等，在婴儿喂养中，婴儿配方食品比普通牛、羊乳或其他普通食物更符合婴儿的营养和代谢需求，可在某些特定方面，在一定程度上模拟母乳的功能。

因此，婴儿配方奶可以作为母乳喂养不成功时的首选替代。但必须强调的是，无论经过怎样的配方设计和先进研发，任何婴儿配方奶均无法与母乳相媲美。

（2）什么是特殊医学用途婴儿配方食品？

特殊医学用途婴儿配方食品是特殊医学用途食品中的一类，指针对患有特殊紊乱、疾病或医疗状况等特殊医学状况婴儿的营养需求而设计制成的粉状或液态配方食品。需要在医生或临床营养师的指导下单独食用或与其他食物配合食用，其能量和营养成分能够满足 0~6 月龄特殊医学状况婴儿的生长发育需求。

除此之外，还有适用于 1 岁以上人群的特殊医学用途配方食品。特殊医学用途婴儿配方食品不宜由家长自行选择与购买，需要根据医生或临床营养师的建议选购。

目前批准上市的特殊医学用途婴儿配方食品有无乳糖配方或低乳糖配方、乳蛋白部分水解配方、乳蛋白深度水解配方或氨基酸配方、早产/低出生体重婴儿配方、母乳营养补充剂和氨基酸代谢障碍配方 6 种。

（3）婴儿配方食品的常见种类有哪些？

婴儿配方食品根据适用对象不同主要分为以下几类：

1）婴儿配方食品，常见 1 段奶粉，作为母乳替代品其营养成分能满足 6 月龄内正常婴儿的营养需求。

2）较大婴儿和幼儿配方食品，适合 6 月龄以后婴儿和幼儿食用，作为其混合食物中的组成部分。

3）特殊医学用途婴儿配方食品，适合生理上有特殊需要或患有代谢疾病的婴儿，例如为早产儿、遗传性代谢缺陷儿（如苯丙酮酸尿症）设计的配方食品，为乳糖不耐受儿设计的无乳糖配方食品，为预防和治疗牛乳过敏儿设计的水解蛋白配方食品或其他不含乳蛋白的配方食品等。

问题 24. 为什么从婴儿 6 月龄起必须添加辅食？

6 月龄后仅靠母乳已无法满足婴儿能量和营养素需求。过晚添加辅食带给婴儿健康的不利影响主要体现在营养供给、过敏风险和饮食行为发展等方面。

证据表明，婴儿满 6 月龄时是添加辅食的最佳时机。纯母乳喂养已无法为 6 月龄后的婴儿提供足够的能量和营养素。

满 6 月龄时添加辅食也与婴儿的口腔运动能力及其对不同口味、不同质地食物的接受能力相一致。因此，婴儿满 6 月龄时，必须在继续母乳喂养的基础上引入各种营养丰富的食物。

如过早添加辅食，尤其是在满 4 月龄前，也就意味着纯母乳喂养时间严重缩短，并且会明显增加儿童期和成人期肥胖风险。

过早添加辅食容易因婴儿消化系统不成熟而引发胃肠道不适，进而导致喂养困难或增加感染、过敏等风险。

过早添加辅食还可能因进食时的不愉快经历，影响婴幼儿长期的进食行为。

过晚添加辅食，会增加婴幼儿能量及蛋白质、铁、锌、碘、维生素 A 等缺乏的风险，进而导致营养不良以及缺铁性贫血等各种营养素缺乏性疾病，并且造成长期不可逆的不良影响。

过晚添加辅食也可能造成喂养困难，进食行为异常等。近年研究表明，过晚添加辅食可导致食物过敏、增加患过敏性疾病的风险。

少数特殊婴儿可能由于早产、生长发育落后、急慢性疾病等各种特殊情况而需要提前或推迟添加辅食。这些婴儿必须在医生的指导下选择辅食添加时间，但一定不能早于满 4 月龄前，并在满 6 月龄后尽快添加。

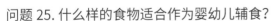

问题 25. 什么样的食物适合作为婴幼儿辅食？

辅食是指除母乳和 / 或配方奶以外的其他各种性状的食物，包括各种天然的固体、液体食物，以及商品化食物。

什么样的食物适合作为婴幼儿辅食呢？

为倡导母乳喂养，也为保证婴幼儿从奶类为主到多样化膳食过渡阶段的营养和生长发育，纠正辅食添加阶段易发生的营养不良，本指南强调婴幼儿配方奶是母乳不足的补充而不是辅食。

如果母乳充足，婴幼儿满6月龄时不必引入配方奶，而是在母乳喂养的同时，必须及时添加除奶类以外的各种食物作为辅食，并从辅食逐渐成为其多样化膳食的组成。

WHO推荐，适合婴幼儿的辅食应满足以下条件：

（1）富含能量以及蛋白质、铁、锌、钙、维生素A等营养素。

（2）未添加盐、糖，以及其他刺激性调味品。

（3）质地适合不同月龄的婴幼儿。

（4）婴幼儿喜欢。

（5）当地生产且价格合理，家庭可负担，如本地生产的肉、鱼、禽、蛋类、新鲜蔬菜和水果等。

（6）作为婴幼儿辅食的食品，应该保证安全、优质、新鲜，但不必追求高价、稀有。

问题26. 富含铁的辅食有哪些？

含铁丰富的食物有瘦猪肉、牛肉、动物肝脏、动物血等。这些食物不仅铁含量高，而且所含的铁很容易被人体吸收利用，是人体铁的最佳来源。

蛋黄中也有较高的铁，但其吸收率不如肉类。婴幼儿配方奶、强化铁的婴儿米粉等也额外强化了铁，但一般吸收率相对较低。

绿叶蔬菜的铁含量在蔬菜中相对较高，这些蔬菜往往也含有较多的维生素C，可促进所含铁的吸收利用，与此同时，绿叶蔬菜中还含有可以抑制铁吸收的草酸和植酸，因此，婴幼儿的铁营养不能太多地依靠蔬菜。

母乳中的铁含量很低，而且即使给哺乳期妇女补充铁剂，也几乎不能增加母乳中的铁含量。因此，需要特别重视给7~24月龄婴幼儿添加一定量富含优质铁的动物性食物。

添加辅食首选富含铁的泥糊状食物，也是同样的考虑。一个鸡蛋、50克左右瘦肉，以及平均每天5~10克肝脏类食物，都是优质铁营养的重要保障。

问题 27. 富含维生素 A 的辅食有哪些?

维生素 A 的膳食来源有两类:

含量丰富、利用效率高的有动物肝脏、蛋黄、鱼肝油、全脂奶及其制品等,这些食物中含有的维生素 A 都是可以直接利用的视黄醇。

还有一类来源,就是红、黄、绿色蔬菜和水果中含有的胡萝卜素类物质,它们在消化吸收过程中可以部分被转化为视黄醇,但转化效率一般都比较低。

婴幼儿的维生素 A 不应该太多依靠蔬菜、水果,而应该主要依赖动物肝脏、蛋黄等。

母乳中的维生素 A 会受到哺乳期妇女维生素 A 营养状况的影响,很多哺乳期妇女的乳汁中维生素 A 并不丰富。因此,哺乳期妇女应多摄入富含维生素 A 的动物性食物,以提高母乳中维生素 A 的水平。

辅食添加期的婴幼儿也应适当吃肝脏、鸡蛋等富含活性维生素 A 的食物。平均每天 5 克猪肝和一个鸡蛋蛋黄所含的维生素 A,基本上就可以满足 1 岁以后儿童的维生素 A 需要。

问题 28. 如何为婴儿制备动物性食物的辅食?

婴幼儿的饮食讲究口感上的细、软、烂、碎和营养成分上的全面不流失,如何将动物性食物加工成婴幼儿可以接受的辅食,这可是个大学问!

(1)肉泥。选用瘦猪肉、牛肉等,洗净后剁碎,或用食品加工机粉碎成肉糜,加适量的水蒸熟或煮烂成泥状。加热前先用盐钵或调羹将肉糜碾压一下,可以使肉泥更嫩滑。

刚开始添加辅食时,可在蒸熟或煮烂的肉中加适量母乳、婴儿熟悉的婴儿配方奶或水,再用食品加工机粉碎,制作期间务必注意各种器具的清洁、消毒。

(2)肝泥。将猪肝洗净、剖开,用刀在剖面上刮出肝泥,或将剔除筋膜后的猪肝、鸡肝、鸭肝等剁碎或粉碎成肝泥,蒸熟或煮熟即可。也可将鸡肝、猪肝、鸭肝等煮熟或蒸熟后碾碎成肝泥。

刚开始添加辅食时,也可加入适量母乳、婴儿熟悉的婴儿配方奶或水,再粉碎。

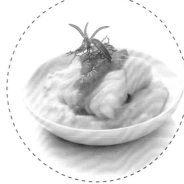

(3)鱼泥。将鱼洗净,蒸熟或者煮熟,然后去皮、去骨,将留下的鱼肉用匙压成泥状即可。

（4）虾泥。活虾去壳、去肠，剁碎或粉碎成虾泥后，蒸熟或煮熟即可。

（5）蛋类。鸡蛋含有除维生素 C 以外的人体所需的各种营养素，尤其是富含蛋白质、必需脂肪酸、视黄醇、铁、锌等，是适合作为婴幼儿辅食的优质食材之一，也是我国传统的哺乳期母亲及婴幼儿的滋补食物。

但是，鸡蛋也是易过敏食物，特别是鸡蛋白，2%~3% 的婴儿对鸡蛋过敏。因此，曾有建议，为减少婴幼儿食物过敏而将鸡蛋及其他蛋类的添加推迟至 12 月龄后，但近年的研究显示，推迟鸡蛋及其他蛋类的添加并不能减少鸡蛋过敏。

鸡蛋及其他蛋类的添加可以从蛋黄开始。将整蛋煮熟、煮透，水开后继续煮 10 分钟，使蛋黄呈粉状，去除蛋壳、蛋白，取蛋黄。

第一次添加 1/8 个鸡蛋黄，加适量母乳、婴儿熟悉的婴儿配方奶或水，调成糊状，或可将蛋黄加入婴儿已经熟悉的米糊、肉泥中。第二天可增加到 1/4 个蛋黄，第三天 1/2 个蛋黄，第四天整个蛋黄。

随后可从生鸡蛋中取出蛋黄，打散加少量水，蒸煮成蛋黄羹，并逐渐混入鸡蛋白至整个鸡蛋。还可以做成肉末蒸蛋、虾泥蒸蛋等。

鸭蛋、鸽蛋、鹌鹑蛋等蛋类的营养价值与鸡蛋类似。

如果婴儿添加蛋黄或整蛋后有呕吐、腹泻、严重皮疹等不良反应时应及时停止。如果症状严重应及时就医，判断是否为鸡蛋过敏。如果症状不严重，可以等待 2 周至症状消失后再尝试；如果仍出现类似症状，可能是鸡蛋过敏，需要就医。

问题 29. 适合的婴儿辅食烹饪方法有哪些？

《中国居民膳食指南（2022）》特别提出了适用于 7~24 月龄婴幼儿喂养指南。其中六大准则中的第三条是"尽量少加糖、盐，油脂适当，保持食物原味"。

家庭食物的质地多不适合婴幼儿食用，添加盐、糖等调味品常超过婴幼儿需要量。因此，婴幼儿辅食需要单独制作，尽量不加盐、糖及各种调味品，保持食物的天然味道。

淡口味食物有利于提高婴幼儿对不同天然食物口味的接受度，培养健康饮食习惯，减少挑食、偏食的风险。

淡口味食物也可减少婴幼儿盐、糖的摄入量，降低儿童期及成人期肥胖、糖尿病、高血压、心血管疾病的发生风险。

吃糖还会增加儿童患龋齿的风险。辅食添加适量和适宜的油脂，有助于婴幼儿获得必需脂肪酸。

这里需要注意的重点是：

（1）婴幼儿辅食应单独制作。

（2）保持食物原味，尽量少加糖、盐及各种调味品。

（3）辅食应含有适量油脂。

（4）1岁以后逐渐尝试淡口味的家庭膳食。

辅食烹饪最重要的是要将食物煮熟、煮透，同时尽量保持食物中的营养成分和原有口味，并使食物质地适合婴幼儿的进食能力。因此，辅食的烹饪方法宜多采用蒸、煮，不用煎、炸。

7~24月龄婴幼儿的味觉、嗅觉还在形成过程中，对食物味道的认识也正处于学习阶段，父母及喂养者不应以自己的口味来评判辅食的味道以及婴幼儿的接受度。

在制作辅食时，可以通过不同食物的搭配来增进口味，如番茄蒸肉末、牛奶土豆泥等，其中天然的奶味和酸甜味可能是婴幼儿最熟悉和喜爱的口味。

问题30. 婴幼儿辅食如何避免高糖、高盐？

对于成年人来讲，每日膳食中盐摄入量控制在5g，即为合理。但对于添加辅食阶段的婴幼儿来说，高糖、高盐的定义则与成人不同。

母乳中的钠可以满足0~6月龄婴儿的需要，无须添加。

7~12月龄婴儿可以从天然食物中，主要是动物性食物中获得钠，如1个鸡蛋含钠71毫克，100克新鲜瘦猪肉含钠65毫克，100克新鲜海虾含钠119毫克，100克菠菜含钠85毫克，加上婴儿从母乳中获得的钠，可以达到7~12月龄婴儿钠的适宜摄入量。

13~24月龄幼儿开始少量尝试家庭食物，钠的摄入量将明显增加。

经过加工后的食品，其中的钠含量大大提高，而且不少还额外添加糖等。

如新鲜的番茄几乎不含钠，100毫升市售无添加番茄汁含钠20毫克，而10克番茄沙司含钠量高达115毫克，并已加入玉米糖浆、白砂糖等。

100克新鲜猪肉含钠70毫克，而市售100克香肠中的含钠量超过2500毫克。

即使是标示低钠的婴儿肉松、肉酥等加工肉制品中，钠含量也相当高，如100克婴儿肉松的钠含量高达1100毫克。

父母或喂养者需要学会查看食品标签，以识别高糖、高盐的加工食品。

按照我国的食品标签相关标准要求，食品标签上需要标识每100克食物中的能量和产能营养素的含量及占全天营养素参考值的百分比（NRV%），还必须标示钠的含量及NRV%，如钠的NRV%比较高，特别是远高于能量NRV%时，说明这种食物的钠含量较高，最好少吃或不吃。从食物标签的配料表上则可查到额外添加的糖。

需要注意的是，额外添加的糖除了标示为蔗糖（白砂糖）外，还有其他各种名称，如麦芽糖、果葡糖浆、浓缩果汁、葡萄糖、蜂蜜等。

问题31.7~24月龄婴幼儿每日膳食该如何安排？

7~24月龄婴幼儿的一日膳食可大致安排如下：

早上7点：母乳。可逐渐增加其他食物，如尝试家庭早餐。

上午10点：母乳。可逐渐添加水果或其他点心。

中午12点：各种辅食。逐渐增加食物种类，增稠、增粗辅食质地，可尝试家庭食物，鼓励婴幼儿自己进食。

下午3点：母乳。可逐渐添加水果或其他点心。

下午6点：各种辅食。逐渐增加食物种类，增稠、增粗辅食质地，可尝试家庭食物，鼓励婴幼儿自己进食。

晚上9点：母乳。

必要时，夜间母乳喂养一次。

以上膳食安排可根据家庭生活习惯、妈妈的工作等做适当的调整。例如，妈妈已经上班，不能在上午10点或下午3点喂养母乳时，可以用妈妈前一天挤出的母乳喂养，也可在上午10点及下午3点喂养辅食，而下午6点进行母乳喂养。

随着婴幼儿月龄增加，母乳喂养的次数及母乳量会逐渐减少，而辅食喂养的次数及喂养量则相应增加。同时需要增加辅食的种类，并根据婴幼儿月龄提供合适的食物质地。

问题32.孩子不愿吃辅食，可以放弃添加吗？

在添加辅食过程中，婴幼儿难免会有恶心、哽噎、呕吐甚至拒绝进食的表现，但不能因此而长期只给稀糊状的辅食，甚至放弃添加辅食。

进食颗粒状、半固体、固体的辅食，需要咀嚼、吞咽，而不仅仅是吮吸。辅食也有不同于母乳的口味，这些都需要婴幼儿慢慢熟悉和练习。

因此，在添加辅食过程中，父母或喂养者应保持耐心，积极鼓励婴幼儿反复尝试。

此外，父母或喂养者也要掌握一些喂养技巧。如喂养辅食的小勺应大小合适，每次喂养时先让婴幼儿尝试新的食物，或将新的食物与婴幼儿熟悉的食物混合，如用母乳来调制米粉，在婴幼儿熟悉的米粉中加入少量蛋黄等，注意食物温度合适，不能太烫或太冷等。

少数婴幼儿可能因疾病原因而造成辅食添加延迟，或者因发育迟缓、心理因素等致使固体食物添加困难。对于这些情况，需要在专业医生的指导下逐步干预、改进。

问题 33. 婴幼儿辅食添加过程中，需注意哪些事项？

制作婴幼儿辅食是一件需要耐心和细心的事情，首先要选择新鲜、优质、无污染的食物和清洁的水。制作辅食前需先洗手。制作辅食的餐具、场所应保持清洁，生熟分开，辅食应煮熟、煮透。制作的辅食应及时食用或妥善保存。不吃剩饭，妥善保存和处理剩余食物。教会婴幼儿进餐前洗手，并保持餐具和进餐环境清洁安全。

婴幼儿进食时一定要有成人看护，以防进食意外。整粒的花生、坚果、果冻等食物不适合婴幼儿食用。

第一，婴幼儿抵抗力弱，是感染性疾病的高危人群。肺炎、腹泻等感染性疾病是 5 岁以下儿童死亡的主要原因。据报道，1~59 月龄儿童中 12.8% 的死亡由肺炎引起，8.6% 与腹泻有关。

婴幼儿免疫系统尚未成熟，并处于快速发育阶段，机体抵抗力弱，暴露于复杂的微生物环境中，很容易发生感染性疾病。

第二，婴幼儿期易发生食源性肠道疾病。添加辅食后，婴幼儿腹泻风险大大增加，而食物受微生物污染是导致婴幼儿腹泻的重要原因。

病毒感染是全球胃肠炎的主要病因，特别是轮状病毒和诺如病毒感染。

婴幼儿普遍对轮状病毒易感，据估计，全球婴幼儿每年 40% 的腹泻住院和 20万的腹泻死亡病例与轮状病毒感染相关。

虽然全人群对诺如病毒易感，但婴幼儿发病率高，是急性胃肠炎，包括食源性胃肠炎暴发的主要原因。带有诺如病毒的粪便污染食物容易引起婴幼儿腹泻甚至腹泻暴发。

除病毒外，一些细菌如产气荚膜梭菌、鼠伤寒沙门菌等污染食品，亦可造成腹泻等肠道疾病。

第三，进食意外是造成婴幼儿窒息死亡的重要原因之一。研究表明，2017年，全球范围内，因气道异物造成的死亡，在5岁以下儿童全死因顺位中居第22位，伤害死因顺位中居第2位。2017年，我国因气道异物造成的死亡，在5岁以下儿童全死因顺位中居第5位，是5岁以下儿童伤害死亡的首要原因。进食意外是造成气道异物的重要原因。

因此，婴幼儿饮食安全应引起父母及喂养者的足够重视。

问题34. 学龄前儿童膳食安排要注意些什么？

学龄前儿童的膳食应由多样化食物构成，建议平均每天食物种类数达到12种以上，每周达到25种以上，烹调油和调味品不计算在内。

按照食物大类建议：

（1）谷薯类及杂豆类食品。

平均每天3种以上，每周5种以上。

（2）蔬菜、菌藻及水果类食品。

平均每天4种以上，每周10种以上。

（3）鱼、禽、畜肉及蛋类食物。

平均每天3种以上，每周5种以上。

（4）奶、大豆及坚果类食物。

平均每天2种，每周5种以上。

按照餐次建议：

早餐4~5种，午餐5~6种，晚餐4~5种，加餐1~2种。

为了让儿童膳食更加丰富，推荐以下几种方法：

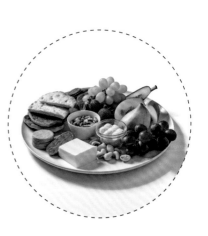

（1）小分量选择。

（2）与家人共餐。

（3）同类食物互换。

（4）荤素搭配。

（5）根据季节更换和搭配食物。

（6）变换烹调方式。

餐次安排：

学龄前儿童应每天安排早、中、晚三次正餐和两次加餐，即三餐两点。两正餐之间间隔4~5小时，加餐与正餐之间间隔1.5~2小时，加餐分别安排在上、下午各一次，若晚餐较早时，可在睡前2小时安排一次加餐。

加餐以奶类、水果为主，配以少量松软面点，尽量不选择油炸食品、膨化食品、甜点及含糖饮料。

问题35. 如何培养儿童专注进食能力？

培养学龄前儿童专注进食和自主进食能力对于儿童的健康成长至关重要。

由于学龄前儿童注意力不易集中，易受环境干扰，如进食时玩玩具、看电视、做游戏等都会降低对食物的关注度，影响进食量和食物的消化吸收。

应鼓励学龄前儿童自主进食并训练其用筷技能，这有利于增加儿童进食兴趣和培养其自信心及独立能力，促进儿童手部精细动作及运动的协调功能发育。学龄前儿童应学会用汤匙、筷子、杯、碗等餐具，3~4岁时应能熟练地用勺子吃饭，4~5岁时应能熟练地用筷子吃饭。

进餐时应注意：

（1）尽量定时定位就餐。

（2）避免进餐同时有其他活动。

（3）吃饭细嚼慢咽，但不拖延，在30分钟内完成。

（4）让儿童自己使用筷子、汤匙进食。父母或喂养者应为儿童示范和辅导正确使用筷子，提供适宜的儿童专用餐具，积极引导儿童自己进食，并注意儿童饮食行为和就餐礼仪的培养。

避免挑食、偏食及过量进食。

由于学龄前儿童自主性的萌发，会对食物表现出不同的兴趣和喜好，出现一时性挑食和偏食，此时需要及时、适时地加以纠正。

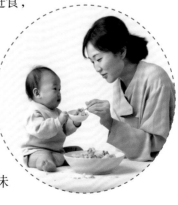

（1）容许儿童自主选择食物。应经常变换食物，通过味觉等感官刺激使儿童熟悉、接受、习惯某些特殊的食物味

道，减少儿童对某些熟悉的食物产生偏爱，以免形成挑食、偏食。

（2）家长以身作则。家里成年人的饮食行为对儿童具有潜移默化的影响，家长应与孩子一起进餐，以身作则，言传身教，培养儿童健康的饮食行为。

（3）鼓励儿童选择多种多样的食物，及时纠正儿童挑食、偏食或过量进食的不健康饮食行为。对于儿童不喜欢吃的食物，可通过鼓励儿童反复尝试并及时表扬，变换烹调方式，改变食物形式、质地、分量及更新盛放食物容器等方法加以改善。不应以食物作为奖励或惩罚措施，不强迫或诱导儿童进食。

（4）家长和幼儿教师为儿童提供定时定位的进餐制度和整洁温馨的进餐环境。了解儿童每日各类食物的需要量，通过增加儿童身体活动量来增进食欲，同时避免儿童过度进食，让儿童养成专注进餐、自主进食和适量进食的健康饮食行为。

问题36. 学龄前儿童选择什么零食比较好？

孩子都喜欢吃零食，如何让孩子吃到健康的零食，就要看爸爸妈妈的本事了。学龄前儿童零食的选择可是大有讲究。

（1）培养饮奶习惯，首选白水解渴，控制含糖饮料。奶及奶制品中钙含量丰富且吸收率高，是钙的最佳食物来源。建议学龄前儿童每天饮用300~500毫升奶或相当量的奶制品，以满足钙的需求。

推荐选择液态奶、酸奶、奶酪等无添加糖的奶制品，限制乳饮料、奶油摄入。家长应以身作则常饮奶，鼓励和督促儿童每日饮奶，从小养成天天饮奶的好习惯。

乳糖不耐受或继发乳糖不耐受的儿童空腹饮奶后会出现胃肠不适，如腹胀、腹泻、腹痛等症状，可采取以下方法加以解决：

1）饮奶前或同时进食固体食物，如主食。

2）少量多次饮奶。

3）选择酸奶。

4）选用无乳糖奶或饮奶时加用乳糖酶。

添加糖是指人工加入食品中的糖类，包括单糖和双糖。过量摄入添加糖会对学龄前儿童的健康造成危害，增加患肥胖、龋齿等疾病的风险，建议2~3岁儿童不摄入添加糖，4~5岁儿童添加糖摄入量应控制在 < 50克/天。

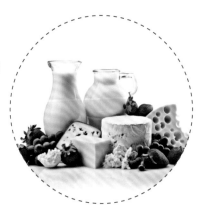

含糖饮料是添加糖的主要来源，多数饮料含糖量高达 8%~11%，建议学龄前儿童不喝含糖饮料，首选白水，更不能用含糖饮料替代白水。

家长应以身作则，自己不喝含糖饮料。家庭或托幼机构不提供含糖饮料（如可乐、果汁饮料等）和高糖食品（如糖果、巧克力、蜜饯等），并注意烹调食物时尽量少添加糖。

（2）合理选择零食。零食是指一日三餐时间之外吃的所有食物和饮料，不包括水。

零食作为学龄前儿童正餐之外的营养补充，可以合理选用。建议零食尽可能与加餐结合，安排在两次正餐之间，零食量不宜多，以不影响正餐食欲为宜。进食零食前洗手，吃完漱口，睡前 30 分钟内不吃零食。

选择零食应注意以下几点：

1）优选奶制品、水果、蔬菜和坚果。

2）少吃高盐、高糖、高脂及可能含反式脂肪酸的食品，如膨化食品、油炸食品、糖果、甜点、冰激凌等。

3）不喝或少喝含糖饮料。

4）零食应新鲜、卫生、易消化。

5）要特别注意儿童的进食安全，避免食用整粒豆类、坚果，防止食物呛入气管发生意外，建议坚果和豆类食物磨成粉或打成糊食用。

推荐选择的零食有：

新鲜果蔬类：黄瓜、西红柿等。

奶及奶制品：酸奶、奶酪等。

谷类：馒头、面包、玉米等。

薯类：紫薯、甘薯、马铃薯等。

坚果类：核桃等磨碎食用。

限制摄入的零食有：

果脯、果汁、果干、水果罐头。

乳饮料、冷冻甜品类食物：冰激凌、雪糕等。

奶油、含糖饮料：碳酸饮料、果味饮料、奶油蛋糕等。

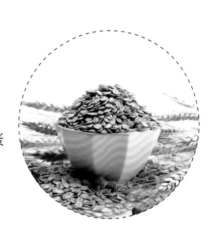

膨化食品：薯片、虾条等。

油炸食品：油条、麻花、油炸土豆等。

咸鱼、香肠、腊肉、鱼肉罐头等。

高盐坚果、糖渍坚果。

问题 37. 如何培养学龄前儿童的"淡口味"？

培养学龄前儿童淡口味，减少对高盐、高糖、高脂食物的摄入，有助于形成一生健康的饮食行为。

WHO 建议，儿童应减少钠摄入量，以预防和控制血压。

从小引导儿童避免吃得过咸，对其清淡口味的培养至关重要。建议 2~3 岁学龄前儿童每日食盐摄入量少于 2 克，4~5 岁儿童小于 3 克。

为学龄前儿童制备膳食时，不仅要注意尽量少放食盐，也要少用含盐量较高的酱油、豆豉、蚝油、咸味汤汁及酱料等。

由于许多加工食品或零食如盐腌食品、膨化食品、加工肉制品、饼干等含盐量较多，不建议儿童经常食用。

此外，如果儿童膳食中使用味精或鸡精，不仅会增加钠的摄入量，还会影响儿童对天然食物本味的体验和喜爱，应尽量避免。

在学龄前儿童膳食烹调方面，宜采用蒸、煮、炖、煨等烹调方式，尽量少用油炸、烧烤、煎等方式。应将食物切成小块儿煮软，易于儿童咀嚼、吞咽和消化，特别注意要完全去除皮、骨、刺、核等。

核桃、花生等坚果类食物，应先磨碎，制成泥糊浆等状态进食。以清淡口味为宜，不宜过咸、油腻和辛辣，尽可能少用或不用味精、鸡精、色素、糖精等调味品。

过量食用钠盐会增加患高血压、心脏病等慢性病风险。为儿童烹调食物时，应控制食盐用量，少选含盐量高的腌制食品或调味品。可选择天然、新鲜香料（如葱、蒜、洋葱、香草等）和新鲜蔬果汁（如番茄汁、柠檬汁、南瓜汁、菠菜汁等）进行调味。

问题 38. 如何培养学龄前儿童认知食物与喜爱食物？

学龄前儿童已具备一定的生活自理能力，其自主性、好奇心快速发展，学习能力和模仿能力明显增强，这一时期是培养健康饮食行为和建立基本营养健康意识的重要阶段。

（1）应尽可能为儿童创造更多认识和感受食物的机会，使幼儿能接触到食物，了解食物的形状、质地、颜色、气味和味道等，帮助其接受新食物。也可组织儿童参与各种参观体验活动，如去农田认识农作物，观察家里和幼儿园内种植的蔬菜、水果的生长过程，聆听关于蔬菜和水果的营养故事，从而激发儿童对蔬菜、水果的兴趣。

（2）儿童多参与食物的选择和制作，可增加其对食物的接受度，提高儿童就餐的积极性，增进食欲。

（3）建议家长和儿童一起选购食物，帮助儿童辨识蔬果，尝试让儿童自主挑选蔬菜和水果，让儿童参与家庭食物的制作，参与力所能及的食物加工活动，如择菜等，让儿童体会其中乐趣，获得自信和成就感，增进亲子关系。

问题 39. 如何提高学龄儿童营养素养？

营养素养是个人获取、处理以及理解基本营养健康信息，并运用这些信息做出正确营养相关决策，维护和促进自身健康的能力，包括食物营养相关知识和理念，以及选择和制作食物所需要的技能。

提高学龄儿童营养素养，可从以下几点入手。

（1）积极学习营养健康知识。根据不同年龄段的认知发展特点，让学龄儿童逐步了解食物营养的基本知识，了解食物营养与生长发育、健康的关系。

让学龄儿童逐步认识食物与环境的相互影响，了解并传承中国饮食文化，认识不合理膳食对健康的影响以及饮食行为转变的好处，树立为自己的健康和行为负责的信念。

学龄儿童应知晓正规的营养健康信息来源。应把学校营养教育课程或活动，以及专业人员营养咨询作为信息的首要来源，还有政府部门、专业机构、大学、社会团体和行业协会、国际组织等发布的信息。

（2）主动参与食物选择和制作。应安排学龄儿童到农田、菜园、市场、超市和厨房，提供机会让他们主动参与食物的选择和制作，掌握相关技能，做力所能及的家务。

1）学龄儿童应积极主动参与家庭的食物选购，了解并逐步掌握食物种类、搭配、食品安全等的原则和基本知识。在外就餐时，应参与点餐，了解食物的合理搭配。不购买路边摊食品，不购买和食用来历不明的食物，不食用野生动植物。

2）选择预包装食品时要学会阅读食品标签和营养标识，

还要逐步学会通过看、闻、触摸等方式，对食品品质做出初步评判。

3）较大儿童应熟悉厨房，了解安全用火、用气和用电等事项，和家人一起准备食物，了解食物的适宜储存方法，减少食物变质导致的浪费，会进行简单的食物搭配，了解如何清洁食材，掌握先洗后切、适宜切制、生熟分开等原则。学会烹饪几种简单食物，会清洁餐具，并进行垃圾分类等。

了解食品安全五要素，即保持清洁，生熟分开，做熟，在安全的温度下保存食物，使用安全的水和食物材料。

（3）家庭创造健康食物环境。食物环境是指物理、经济、政策和社会文化环境等一系列影响人们食物选择的因素和条件。

家庭是与儿童成长关系最密切的环境，家庭提供的食物、家庭饮食规则、父母营养素养和言传身教、喂养方式、餐饮行为模式等对孩子营养素养的形成与发展有至关重要的影响。

家庭成员应尽量在家就餐。家庭要提供多样食物以满足平衡膳食的要求，制定家庭健康饮食规则并加以实践，如每天保证吃一次水果等。

父母要以身作则，通过言传身教，鼓励和支持孩子养成健康饮食行为，不强迫或放纵孩子进食，不用食物作为奖励或惩罚的手段，营造轻松愉悦的就餐氛围，不在就餐时批评指责孩子，并引导孩子遵循文明的进餐行为，传承优秀的饮食礼仪。

父母应创造机会和孩子一起去农场、超市、市场、厨房等，通过实践让孩子认识食物，了解食物营养的基本知识，学会选择和搭配食物，了解相关安全常识和常用的烹调方法，承担力所能及的家务劳动。

（4）学校构建健康食物环境。学校是学龄儿童学习和活动的主要场所，学校的营养健康政策、食物环境、同伴等因素对儿童的知识、信念和行为的影响很大。

1）学校应制定并实施营养健康相关制度，如校园食品销售管理规定，食品店和自动售卖机不销售含糖饮料，学校活动不接受高脂肪、高糖、高能量食品企业赞助，实行学生餐校长负责和教师陪餐制度，成立家校联合健康管理委员会等。

2）学校应提供营养健康教育。根据不同年龄段儿童特点，充分利用教室、食堂等场所，采用课程、班会、竞赛、宣传栏、手抄报、校园广播和视频、同伴教育、帮厨等形式，开展营养健康教育。

3）学校应提供营养健康服务，如提供学生餐、健康体检、健康咨询、营养不足和超重肥胖的管理等。

4）学校配置相关设施与设备，如学校食堂和餐厅、饮水和清洁设备、小菜园等。

除家庭和学校外，社区和社会对儿童营养健康也有不容忽视的影响和不可推卸的责任。如学校周边一定区域内（如200米范围内）不进行食品的推广和促销活动，学校周边食品店不售卖"三无"食品，并增加易于被儿童识别和接受的食品营养标签。

政府管理部门对食品广告进行严格管理和限制，食品企业应根据学龄儿童的营养需求生产营养健康的产品。

问题40. 如何养成学龄儿童健康的饮食行为？

养成健康的饮食行为终身受益。学龄儿童健康饮食行为的养成，可从下面几点入手。

（1）养成健康的饮食行为。学龄儿童应从小养成健康的饮食行为。吃好一日三餐，做到三餐规律、定时定量，尤其要重视早餐的营养质量；合理选择和吃零食。在外就餐也要注意食物多样、合理搭配；做到不挑食偏食、不过度节食、不暴饮暴食。

学龄儿童的日常饮食应少盐、少油、少糖，享受食物天然的味道。减少含盐量较高的菜品以及腌菜、酱菜的摄入，同时不能忽视面条、饼干、果脯等食物中"隐形盐"的摄入。少吃含脂肪较高的油炸食品，如炸薯条、炸鸡腿等；限制含反式脂肪酸食物的摄入，如人造奶油蛋糕、起酥糕点等；控制添加糖的摄入，少吃糖果、糕点、蜜饯等食物，不喝含糖饮料。

（2）吃好早餐。保证每天吃早餐，并吃好早餐。应在6：30~8：30吃早餐，留出充足的就餐时间，最好15~20分钟。

早餐的食物品种要多样，尽量色彩丰富，适当变换口味，提高儿童食欲。早餐应包括以下四类食物中的三类以上：

1）谷薯类：如馒头、花卷、全麦面包、面条、米饭、米线、红薯等。

2）蔬菜、水果：新鲜蔬菜，如菠菜、西红柿、黄瓜等；水果，如苹果、梨、香蕉等。

3）动物性食物：鱼禽肉蛋等，如奶类、鸡蛋、鱼、虾、鸡肉、猪肉、牛肉等。

4）豆、坚果：豆类及其制品，如豆浆、豆腐脑、豆腐干等；坚果，如核桃、榛子等。

早餐的食物量要充足，提供的能量和营养素应占全天的25%~30%，午餐占30%~40%，晚餐占30%~35%。

可以根据季节特点和饮食习惯，选择营养均衡又美味的早餐。例如，一个全麦馒头、一份青椒炒鸡、一杯牛奶、半个香蕉；或者两片面包夹切片奶酪、黄瓜片和煎鸡蛋，一杯酸奶＋果仁。

（3）合理选择零食。学龄儿童可以在正餐为主的基础上，合理选择零食，但零食不能代替正餐，也不能影响正餐选择。

选择干净卫生、营养价值高、正餐不容易包含的一些食物作为零食，如原味坚果、新鲜水果、奶及奶制品等。

原味坚果如花生、瓜子、核桃等富含蛋白质、不饱和脂肪酸、矿物质和维生素；水果和能生吃的新鲜蔬菜含有丰富的维生素、矿物质和膳食纤维；奶类、大豆及其制品可提供优质蛋白质和钙。

含盐、油或添加糖高的食品不宜作为零食，如辣条、薯条、薯片等；也不能把没有生产日期、无质量合格证、无生产厂家信息的"三无"产品作为零食。

吃零食的时间不宜距正餐时间太近，可以在两餐间吃零食。吃零食和正餐最好间隔1小时以上，睡前半小时最好不要吃零食。看电视或视频时不宜吃零食，玩耍时也不宜吃零食。吃完零食后要及时漱口，注意口腔卫生。吃零食的量不宜过多，以不影响正餐的食欲为宜。零食提供的能量不要超过每日总能量的10%。

（4）在外就餐要做到合理搭配。在外就餐是指在家庭以外的餐饮场所就餐，这些场所常指社会化餐馆等，也包括点外卖。学龄儿童应尽量在家、在校就餐，减少在外就餐。

在外就餐时，应选择食品安全状况良好，卫生信誉度在B级及以上的餐饮服务单位。点餐时应注意食物多样、合理搭配，选择含蔬菜、水果相对丰富的菜品。

少吃含油、盐或添加糖高的食物，如汉堡、薯条等食品。应按照就餐人数合理确定点餐品种和数量，避免食物浪费。如果某一餐中食用了较多的含能量高的食物，如油炸食品，其他餐次要适当减少食物量，并补充上一餐摄入不足的食物，如新鲜蔬菜、水果等。

学校食堂或供餐单位应根据卫生行业标准 WS/T 554—2017《学生餐营养指南》，结合当地食物供应、饮食习惯及季节特点，制定符合学龄儿童营养需求的带量食谱，采用合理的烹调方法，提供搭配合理、适合学生口味的学生餐。做到有序、按时和文明就餐，不挑食偏食，不浪费食物。

问题 41. 适合学龄儿童的健康饮品有哪些？

奶类是学龄儿童的健康饮品之一。

奶制品营养全面、丰富，学龄儿童每天应摄入 300 毫升及以上液态奶或相当量的奶制品。不同奶制品如鲜奶（杀菌乳）、常温奶（灭菌乳）、酸奶、奶粉或奶酪等营养成分差别不大，都可以选择。

其中酸奶应选择添加糖少的，奶酪应选择含盐低的。乳糖不耐受的儿童可选择酸奶、奶酪或其他低乳糖产品。

按照与鲜奶的蛋白质比进行折算，300 毫升牛奶相当于 300 毫升酸奶，相当于37.5 克奶粉，相当于 30 克奶酪。

把奶制品当作日常膳食不可缺少的组成部分。任何时间都可以喝奶，如早餐一杯牛奶，午餐一杯酸奶，就可以达到一天至少 300 毫升的推荐量。

对于睡觉比较晚的初三、高三学生，可以在 21：00~22：00 喝一杯牛奶。应将奶制品融入一日三餐，如酸奶水果沙拉、奶酪蔬菜沙拉、燕麦牛奶粥、奶酪三明治等。

白水是口渴时最好的饮品。每天应足量饮用清洁卫生的白水。在温和气候下，轻身体活动水平的 6 岁儿童每天饮水 800 毫升；7~10 岁儿童每天饮水 1000 毫升；11~13 岁男生每天饮水 1300 毫升，女生每天饮水 1100 毫升；14~17 岁男生每天饮水 1400 毫升，女生每天饮水 1200 毫升。

在天气炎热、大量运动、出汗较多时应适量增加饮水量。做到定时、少量、多次饮水，不等口渴后再喝水，建议每个课间喝 100~200 毫升水。

问题 42. 学龄儿童的禁忌饮品有哪些？

学龄儿童正处于身体生长发育和健康观的形成阶段，对于日常饮品的选择应当有清晰正确的认识。

（1）不喝含糖饮料。多数饮料都含有糖，过量饮用含糖饮料会增加患龋齿、肥胖等疾病的风险。建议不喝含糖饮料，更不能用含糖饮料替代水。

选择时应注意：

1）选购时要看包装上的营养成分表，选择碳水化合物或糖含量低的饮料。

2）喝完含糖饮料后要注意口腔卫生，用清水漱口。

3）可通过增加身体活动来消耗含糖饮料提供的能量，避免其在体内转化成脂肪蓄积。以一瓶含糖饮料 330 毫升为例，其所含能量约为 150 千卡，一个 50 千克体重的儿童，需要跑步约 30 分钟或快走 75 分钟才能消耗掉这些能量。需要提醒的是，增加身体活动只是消耗部分能量，并不能完全消除含糖饮料带来的健康危害。

家长应充分认识到含糖饮料对健康的危害，为孩子准备白水，不购买或少购买含糖饮料，自己也要以身作则，不喝或少喝含糖饮料。

学校应加强宣传教育，给学生提供安全的饮用水，学校食堂和小商店等不应销售含糖饮料。

政府相关部门应限制针对儿童的含糖饮料营销活动，增加预包装食品标签的警示标识。

企业应逐渐减少产品中添加糖的含量，主动标示含糖量和警示标识。

（2）禁止饮酒和含酒精饮料。学龄儿童应充分认识饮酒对生长发育和健康的危害，不尝试饮酒和喝含酒精饮料。

家长要避免当着孩子的面饮酒，不诱导孩子去尝试；加强对儿童聚会、聚餐的引导，避免饮酒。

学校应开展饮酒有害健康的宣教活动，加强对学生的心理健康引导。任何人不得在学校和其他未成年人集中活动的公共场所饮酒。要加强《中华人民共和国未成年人保护法》中规定的禁止向未成年人售酒、学校周边不得设立酒销售网点等的执行力度。

酒精饮料是指供人们饮用的乙醇（酒精）含量在 0.5%vol 以上的饮料，包括各种发酵酒、蒸馏酒及配制酒。

要加强对酒精饮料的管理，普及酒及酒精饮料标示"儿童不饮酒"的警示标识。全社会应该营造一种饮酒有害健康的氛围，包括危害健康、不好的社会形象，以免学龄儿童模仿，使其自觉做到不尝试饮酒和含酒精饮料。

问题 43. 老年人也需要丰富的食物品种吗？

是的，老年人更加需要注意丰富食物品种，做到合理搭配。日常膳食的调配可以从如下方面着手。

（1）品种多样化。除常吃的米饭、馒头、花卷等主食外，还可以选小米、玉米、荞麦、燕麦等各种杂粮谷物。此外，土豆、红薯也可作为主食。

（2）努力做到餐餐有蔬菜。尽管蔬菜的供应受地域和季节影响较大，但随着经济的发展，目前我国绝大部分地区一年四季都有多个品种的蔬菜。

不同品种的蔬菜所含营养成分差异较大，老年人应该尽可能换着吃不同种类的蔬菜，特别注意多选深色叶菜，如油菜、青菜、菠菜、紫甘蓝等。

不同蔬菜还可搭配食用，比如炒土豆丝时可搭配青红椒丝，还可以搭配莴笋和胡萝卜丝,这样一日三餐就可以吃到多种蔬菜,不仅可以丰富口味,提升食欲,还能摄入不同的营养成分。

（3）尽可能选择不同种类的水果。目前水果品种日益丰富,易于购买。水果供应的季节性很强,但不宜在一段时间内只吃一种水果,还是尽可能地选择不同种类的水果,如橘子、苹果、桃、梨、草莓、葡萄、香蕉、柚子等;每种吃的量少些,种类多一些。

此外,水果中的某些维生素及一些微量元素的含量与新鲜蔬菜不同,而且水果含有的果糖、果酸、果胶等物质又比蔬菜丰富,所以不应用蔬菜替代水果。

（4）动物性食物换着吃。动物性食物包括鱼虾贝等水产品、禽畜肉、蛋、奶类,以及一些动物内脏类食物。尽可能换着吃猪肉、羊肉、牛肉等畜肉,鸡、鸭等禽肉,鱼虾类以及蛋类食物。

选择鱼肉时,建议老年人尽可能多食用鱼腩,这一部位肉质较软,便于老年人消化吸收,鱼刺较明显,易于剔除,降低被鱼刺卡住的风险,食用相对安全。此外,鱼腩含脂肪较多,其中 EPA 和 DHA 含量较高,有利于控制老年人的血脂水平。

在选择动物性食物时,应考虑与蔬菜一同搭配,比如鸡蛋可与西红柿一起炒,炖肉中可加入大豆等。

（5）吃不同种类的奶类和豆类食物。以大豆类食物作为原料制作的发酵或非发酵食品种类十分丰富,如豆酱、豆浆、豆腐、豆腐干等,老年人可以做多样选择。

常见的奶类有牛奶和羊奶等鲜奶以及奶制品。其中以牛奶的消费量最大,接受度也最高。鲜奶进一步加工,可制成各种大家熟悉的奶制品,如奶粉、酸奶、奶酪（又称干酪,是在原料乳中加入适量的乳酸菌发酵剂或凝乳酶,使蛋白质发生凝固,并加盐、压榨排除乳清之后的产品）、炼乳等。

在条件允许的情况下,老年人可以选择不同种类的奶制品。奶酪的蛋白质、脂肪、钙、维生素 A、核黄素含量是鲜奶的 7~8 倍,比较适合食量小的老年人。

问题 44. 老年人健康饮食需注意哪些事项?

（1）摄入足够的动物性食物和大豆类食品。动物性食物富含优质蛋白质,微量营养素的吸收利用率高,有利于减少老年人贫血,延缓肌肉衰减的发生。摄入总量应争取达到平均每日 120~150 克,并应选择不同种类的动物性食物,其中鱼 40~50 克,禽畜肉 40~50 克,蛋类 40~50 克。各餐都应有一定量的动物性食物。食用畜肉时尽量选择瘦肉,少吃肥肉。

大多数老年人没有食用奶制品的习惯，但奶类是一种营养成分丰富、容易消化吸收的食物，所以建议老年人尝试选择适合自己身体状况的奶制品，如鲜奶、酸奶、老年人奶粉等，并坚持长期食用。推荐的食用量是每日 300~400 毫升牛奶或蛋白质含量相当的奶制品。大豆制品口感细软、品种多样，备受老年人的喜爱。可以食用豆腐、豆腐干、豆皮、豆腐脑、黄豆芽及豆浆等不同形式的豆制品，以保证摄入充足的大豆类制品，达到平均每天相当于 15 克大豆的推荐水平。

（2）营造良好氛围，鼓励共同制作和分享食物。老年人离开工作岗位，不再是经济社会活动主体，特别是空巢、独居的老年人，很容易发展到离群寡居的状态。老年人需要认识到这些可能出现的问题，调整心态，主动参与家庭、社会活动。

制作和分享食物已成为改善、调整心理状态的重要途径，有利于帮助老年人保持积极乐观的情绪。家人、亲友应劝导、鼓励老年人一同挑选、制作、品尝、评论食物，让他们对生活有新认识，感受到来自家人、亲友的关心与支持，保持良好的精神状态。

政府、老年人服务机构和相关社会组织也应该意识到做好老年人每日餐食工作的社会和经济意义。在为老年人建造长者食堂、老年人餐桌等良好硬件条件的同时，还可以通过积极宣传，有效的组织协调，营造良好氛围，帮助老年人把每日餐食作为重要的生活内容，促进老年人的身心健康。

（3）努力增进食欲，享受食物美味。

老年人身体功能的衰退，特别是味觉、嗅觉、视觉敏感度的下降会明显降低老年人的食欲。罹患慢性病、长期服用药物的老年人也容易出现食欲减退，表现为餐次、食量减少，食物品种单一。这些情况极易导致营养不良的发生。

老年人以及照护人员应该采取积极措施，避免营养不良的发生。第一要鼓励老年人积极参加群体活动，排除厌情绪，保持乐观的情绪；第二是在确保安全的前提下，适度增加身体活动量，增强身体对营养的需求，提升进食欲望；第三是采取不同的烹调方式，丰富食物的色泽、风味，增加食物本身的吸引力。

需要注意的是，避免在健康宣传教育方面出现偏失，如夸大食物中某些成分对健康的影响，致使部分老年人将某些食物当作治疗疾病的药物，将另外一些食物视为健康的大敌，却忘却了食物的基础营养作用和在愉悦身心、维持良好情绪方面的积极作用。

因此，应科学宣传食物在维护生命健康方面的基础作用，让老年人更多地体验不同种类食物的美好滋味，心情愉悦地享受晚年生活。

问题 45. 高龄老年人进食需注意哪些事项？

老年人膳食营养摄入不足，无法维持正常的生理功能，容易疲劳，增加患病、虚弱和失能的风险。因此，要关注高龄老年人的进食情况，摄入充足的蛋白质，选择鱼肉、瘦肉、禽类、鸡蛋、奶制品等；做到合理膳食、食物多样，减少不必要的食物限制；合理烹制，美味细软，易于咀嚼吞咽和消化吸收。

加强营养筛查、评估和营养指导，饮食摄入不足或伴有慢性消耗性基础疾病的老年人应在医生和临床营养师指导下，适时合理补充营养，如特医食品、强化食品和营养素补充剂等。

老年人坚持身体活动，有益身心健康，延缓功能衰退。摄入丰富的食物品种，是保证平衡膳食的基础。正餐加餐相结合，尽可能做到多样化选择。

鼓励老年人和家人一起进食，力所能及地参与食物制作，融入家庭活动，有助于增进食欲和增加进食量。

对空巢和独居老年人要强调良好的社会交往氛围，使其保持乐观情绪。让老年人认识到一日三餐不仅是物质上的需求，更是精神上的抚慰。

对于不能自己进食的老年人，陪护人员应辅助老年人进餐，注意观察老年人进食状态和用餐安全，预防和减少误吸的发生。

老年人一般喜欢吃热的食物，餐食要保证温度，尽量选用保温性能良好的餐具。

保证充足食物摄入的方法如下：

（1）吃好三餐。早餐宜有 1 个鸡蛋、1 杯奶、1~2 种主食。主食的品种可以多样，如肉末粥、鱼片粥、蛋花粥或肉包、馄饨等。中餐和晚餐宜各有 1~2 种主食，1~2 个荤菜，1~2 种素菜，1 种豆制品，各种禽畜肉、鱼虾肉选 1 种或 2 种换着吃，也可考虑与蔬菜、豆制品搭配，如肉末烧豆腐等，避免单调重复。

（2）少量多餐。对于正餐摄入不足，容易出现早饱和食欲下降的高龄、衰弱老年人，应少量多餐，保证充足的食物摄入。进餐次数宜采用三餐两点制，或三餐三点制。每次正餐占全天总能量的 20%~25%，每次加餐的能量占 5%~10%。加餐的食物与正餐相互补充，中餐、晚餐的副食尽量不重样。

（3）规律进餐。老年人要按自己的作息规律定量用餐，建议早餐 6：30~8：30，午餐 11：30~ 12：30，晚餐 17：30~19：00，睡前一小时内不建议用餐，以免影响睡眠。

这样符合自身的生物钟节律，有助于消化与吸收。不过饱，也不过饥，更不宜暴饮暴食。

（4）如果高龄老年人不能或不愿自己做饭，可以选择供餐或送餐上门。老年供餐机构应该接受政府和相关部门的监管指导，配备营养专业人员，合理配餐，满足不同老年个体的营养需求，保证食品新鲜卫生。

高龄、衰弱老年人的咀嚼吞咽能力、消化功能减退更为明显，在食物选择上受到一定的限制。因此，食物不宜太粗糙、生硬、大块、油腻，应尽量选择质地松软、易消化的食品。

细软的米面制品，如软米饭、烂面条、馒头、包子、面包、各种糕点等；各种禽畜肉及肉末制品，如肉末、肉丝、肉丸、鸡丝、蛋饺等；肉质细嫩的鱼虾和豆制品；杂粮或粗粮，如糙米、荞麦、燕麦、薏米等可加水浸泡 2~3 小时后再蒸煮；应尽量不吃油炸、烧烤、质硬的食品，如烤鱼片、蚕豆、炸臭豆腐、熏鱼等。

此外，高龄老年人的口腔分辨能力减弱，应选择少带刺、带骨的食物。

采用合理的烹调方法，使食物细软易于消化。具体措施如下：

1）煮软烧烂，如制成软饭稠粥、细软的面食等。

2）食物切小切碎，烹调时间长一些，保证柔软，如蔬菜可切成小丁、刨成丝或者制成馅，包成素馅包子、饺子、馅饼，或者与荤菜混合烹饪等。

3）肉类食物制成肉丝、肉片、肉糜、肉丸；鱼虾类做成鱼片、鱼丸、鱼羹、虾仁等，使食物容易咀嚼和消化。

4）整粒黄豆不利于消化吸收，可加工做成豆腐、豆浆、豆腐干等豆制品。红豆、绿豆煮软，制成豆沙馅，或与面粉掺和，做成点心、面条和各种风味小吃；豆类通过发芽，其维生素的含量会有所增加，且食用豆芽比干豆类容易消化；用豆类煲汤，如黄豆猪蹄汤、绿豆百合汤，有助于软化豆内膳食纤维。

5）坚果、杂粮等坚硬食物碾碎成粉末或稀小颗粒食用，如芝麻粉、核桃粉、玉米粉。

6）质地较硬的水果或蔬菜可粉碎、榨汁，但一定要现吃现榨，将果肉和汁一起饮用，还可将水果切成小块煮软食用。

7）多采用炖、煮、蒸、烩、焖、烧等烹调方法，少吃煎炸、熏烤和生硬的食物。

问题 46. 高龄老年人该如何合理选择营养品？

高龄和衰弱老年人进食量不足目标量 80% 时，可以在医生或临床营养师指导下，合理使用特医食品。

特医食品，全称为特殊医学用途配方食品，是为了满足进食受限、消化吸收障碍、代谢紊乱或特定疾病状态人群对营养素或膳食的特殊需要，专门加工配制而成的配方食品。该类产品必须在医生或临床营养师的指导下单独使用或与其他食品配合使用。

我国目前特医食品分为三大类：①全营养配方食品，可作为单一营养来源，满足目标人群营养需求的特殊医学用途配方食品。②特定全营养配方食品，可作为单一营养来源，满足目标人群在特定疾病或医学状态下营养需求的特殊医学用途配方食品。③非全营养配方食品，可以满足目标人群部分营养需求的特殊医学用途配方食品，不适用于作为单一营养来源。

特医食品的选择中，标准整蛋白配方适合大多数老年人的需要。氨基酸和短肽类的特医食品适合胃肠功能不全者，如患重症胰腺炎等的老年人。高能量密度配方有利于实现老年人营养充足性。不含乳糖的特医食品适合乳糖不耐受易出现腹泻的老年人。添加膳食纤维的特医食品可以改善老年人的肠道功能，减少腹泻和便秘发生。

特医食品常用口服营养补充方式，使用量 400~600 千卡 / 天，含蛋白质 15~30 克，分 2~3 次服用，至少连续使用 4 周以上。

口服营养补充特医食品应在两餐间使用，这样既可以达到营养补充的目的，又不影响正餐进餐。对不能摄入普通食物的老年人，建议啜饮（50~100 毫升 / 时），以改善营养状况，维护身体功能，提高生活质量。

膳食不能满足老年人的营养需求时，可以选择强化食品。

强化食品是为保持食品原有的营养成分，或者为了补充食品中所缺乏的营养素，向食品中添加一定量的食品营养强化剂，以提高其营养价值的食品。

常见的有强化钙、铁、锌、碘、维生素 A、维生素 D、维生素 C 等营养素食品。如强化营养素的饼干、麦片、牛奶、果汁、食用盐等。

营养素补充剂是指以补充维生素、矿物质而不以提供能量为目的的产品，包括单一和复合的补充剂，分为营养素补充剂类保健食品、OTC 类微量营养素补充产品以及其他各种营养素产品。

营养素补充剂具有预防相应营养素缺乏的作用，对于已经出现营养素缺乏临床表现的老年人，营养素补充剂是最快速有效的干预措施。应在医生或营养师的指导下，选择适合自己的营养素补充剂。

机体对矿物质、维生素需要量有一定的范围，补充剂量应依据中国居民膳食营养素参考摄入量，使用过程中既不能剂量太低而无法满足需要量要求，又不能过量摄入而对机体造成不良反应。

问题47.吞咽障碍老年人饮食需注意哪些事项？

吞咽障碍是指由于下颌、双唇、舌、软腭、咽喉、食管等器官结构和／或功能受损，不能安全有效地把食物输送到胃内的临床表现。

吞咽障碍常见并发症有误吸、肺炎、营养不良、脱水，以及由此导致的心理与社会交往障碍，增加患者的病死率和不良预后。

通过饮水试验可以筛查患者有无吞咽障碍，且安全快捷。

饮水试验方法和判断结果如下：

患者端坐，喝下30毫升温开水，观察所需时间和呛咳的情况。

能顺利地一次性将水咽下，为1级（优）。

分2次以上，能不呛咳地咽下，为2级（良）。

能一次咽下，但有呛咳，为3级（中）。

可分2次以上咽下，但有呛咳，为4级（可）。

频繁呛咳，不能全部咽下，为5级（差）。

其中，1级或5秒之内完成试验为正常；1级但用时5秒以上或2级为可疑；3、4、5级为异常。

有吞咽障碍的老年人，要调整食物质构，流体食品黏度适当、固态食品不易松散、密度均匀顺滑，减少进食引起的呛咳误吸的风险。

有吞咽障碍的老年人的食品在制作时应遵循以下原则：

（1）硬的变软，将较硬的食品搅拌粉碎，可便于其咀嚼和吞咽。

（2）稀的增稠，在液体如水、饮料、果汁、牛奶中加入增稠剂，增加食品的黏稠度，降低食物在咽部和食管中流动的速度。

（3）避免异相夹杂，避免固体和液体混合在一起食用，以及避免食用容易液固分相的食物。

（4）食物均质、顺滑。食物性状的选择应根据吞咽功能评估的结果确定，因地制宜地选择适当食物，并进行合理的配制。

问题48. 素食人群如何健康搭配日常饮食？

没有任何一种植物性食物能提供人体所需的全部营养素，为保证素食者的营养素需要，素食人群应认真设计自己的膳食，做到食物多样化。

每天选用粮谷类、大豆及其制品、蔬果类和坚果，搭配恰当，使各类食物营养互补，每天摄入的食物种类至少12种，每周至少25种，以满足人体对各种营养素的需求。可以采用同类食物互换、粗细搭配和色彩搭配增加食物品种，就餐时选用小份的餐具，也可自然而然地增加每餐食物品种。蛋类和奶类富含优质蛋白质，营养素密度高，建议素食者尽量选用，使食物更多样。

素食人群应该这样提高谷类食物的摄入量。

（1）餐餐有谷类。谷类食物是素食人群膳食中的关键部分，对于素食者来说应更好地享用，如大米饭、面食等，每餐不少于100克（生食）。不足部分可利用零食、加餐和茶点补充。

（2）全谷物天天有。素食者应比非素食人群增加全谷类食物的摄入比例，主食中一半应为全谷物，减少精制米面比例。

选购食物时应特别注意加工精度，少购买精制米和精白面，适当选购全谷物，如全麦粉、嫩玉米、燕麦等。

全谷物可和其他食物一起搭配烹饪食用，口味更佳。例如，杂粮粥、玉米糁、小米绿豆粥，为许多人所喜爱。

（3）薯类不可忘。薯类如土豆、红薯等，碳水化合物丰富，可以当作主食调换食用，还可增加膳食纤维、钾等摄入量。

问题49. 素食者如何"吃好"大豆？

大豆及豆制品是素食人群重要的营养素来源，除了喝豆浆，吃豆芽、白菜炖豆腐，还有哪些办法能增加大豆及豆制品的摄入量呢？

（1）发酵豆制品不能缺。发酵豆制品中含有维生素 B_{12}，素食人群要特别注意选用发酵豆制品。

发酵豆制品是以大豆为主要原料，经微生物发酵而成的豆制品。常见的有发酵豆、酸豆浆、腐乳、豆豉、臭豆腐、酱油、豆瓣酱等。发酵豆制品制作过程中，由于微生物的生长繁殖，可合成少量的维生素 B_{12}。

发酵豆制品维生素 B_{12} 含量的多少，除与微生物的品种有关外，与微生物生长繁殖的多少也有关。微生物生长繁殖的越多，豆制品的固有风味越好，维生素 B_{12}

合成的就越多，在选购时应注意。

《中国居民膳食指南（2022）》推荐全素食者每日摄入 5~10 克发酵豆制品。

（2）巧搭配。大豆蛋白质含有较多的赖氨酸，而谷类蛋白质中赖氨酸含量较低，豆类与谷类食物搭配食用，可发挥蛋白质互补作用，显著提高蛋白质的营养价值。例如，北方地区居民常吃的豆面条，由小麦粉和大豆粉制成；杂面窝窝头，由玉米粉、小米粉、豆粉等混合制作，其蛋白质的营养价值堪比肉类。

（3）合理加工与烹调。不同加工和烹饪方法，对大豆蛋白质的消化率有明显的影响。整粒熟大豆的蛋白质消化率仅为 65% 左右，但加工成豆浆或豆腐后，消化率可提高到 80% 以上。因此，吃豆制品要比吃整粒熟大豆的营养价值高。

大豆中含有胰蛋白酶抑制因子，能抑制胰蛋白酶的消化作用，使大豆难以分解为人体可吸收利用的各种氨基酸，经过加热煮熟后，这种因子即被破坏，消化率随之提高，所以大豆及其制品须经充分加热煮熟后再食用。

这些"吃好"大豆的小窍门，你都记住了吗？

问题 50. 素食人群如何规避营养素缺乏？

由于素食人群日常饮食种类较普通人群少些，故而容易造成一些肉食性食物来源的营养素的缺乏，该如何有效规避营养素的缺乏呢？

新鲜蔬菜、水果对补充素食人群营养素来讲非常重要，每天应该多样且充足食用。特别是菌藻类、菌菇类品类繁多，如香菇、平菇、牛肝菌、木耳、银耳等。菌菇含有丰富的营养成分和有益于人体健康的植物化学物，如蛋白质、膳食纤维、维生素、矿物质以及菌菇多糖等，这些成分大大提升了菌菇的食用价值。

菌菇中丰富的维生素与矿物质，可作为素食人群维生素尤其是维生素 B_{12} 和矿物质如铁、锌等的重要来源。

藻类植物有很多种，常见的可以直接烹饪食用的有海带、紫菜、鹿角菜、羊栖菜、海萝、裙带菜等。一些藻类，如螺旋藻、小球藻、红藻等需要加工或工业制备提取。

藻类的碳水化合物中，海藻多糖和膳食纤维各约占 50%。藻类富集微量元素的能力极强，因而含有十分丰富的矿物质和微量元素。藻类富含长链 $\omega-3$ 多不饱和脂肪酸（DHA、EPA、DPA），可作为素食人群 $\omega-3$ 多不饱和脂肪酸的来源之一。

人体对脂肪酸的需求是多样化的，特别是需满足必需脂肪酸的需要，不同食用油中必需脂肪酸的种类和含量不同，因此建议人们经常变换不同种类的食用油。

素食人群易缺 $\omega-3$ 多不饱和脂肪酸，因此应注意选择富含 $\omega-3$ 多不饱和脂肪酸的食用油，如亚麻籽油、紫苏油、核桃油、菜籽油和大豆油等。

不饱和脂肪酸的含量越高，食用油越不耐热，也就越容易氧化。烹饪时应根据所需温度和耐热性来正确选择食用油，可很好地避免食用油的氧化。

建议素食人群用菜籽油或大豆油烹炒，亚麻籽油、紫苏油和核桃油凉拌。

素食人群容易出现缺乏的营养素主要有 ω-3 多不饱和脂肪酸、维生素 B_{12}、维生素 D、钙、铁和锌等。为了避免这些营养素的缺乏，建议有意识地选择和多吃富含这些营养素的食物或营养素补充剂。

ω-3 多不饱和脂肪酸含量较多的食物有：亚麻籽油、紫苏油、核桃油、大豆油、菜籽油、奇亚籽油、部分藻类。

富含维生素 B_{12} 的食物有：发酵豆制品、菌菇类，必要时服用维生素 B_{12} 补充剂。

富含维生素 D 的食物有：强化维生素 D 的食物，另外注意多晒太阳。

可以补钙的食物有：大豆、芝麻、海带、黑木耳、绿色蔬菜、奶和奶制品。

可以补铁的食物有：黑木耳、黑芝麻、扁豆、大豆、坚果、苋菜、豌豆苗、菠菜等。

可以补充锌的食物有：全谷物、大豆、坚果、菌菇类。

第三节　健康膳食相关问题

问题 1. 什么是植物化学物？

随着营养科学的发展，在营养与健康和疾病关系的研究中，食物中已知必需营养素以外的化学成分日益引起了人们的关注，特别是这些成分在预防慢性病中的作用更是令人瞩目，其中有些已经作为保健食品的功能功效成分广为应用。

这些食物中已知必需营养元素以外的化学成分多为植物来源，故泛称植物化学物。

植物化学物一般包含酚类、萜类、含硫化合物、植物多糖等。

其中，酚类化合物（包括类黄酮），在柑橘类、苹果、梨、红葡萄、樱桃、黑莓、桃、杏等水果和胡萝卜、芹菜、西红柿、菠菜、洋葱、西蓝花、莴苣、黄瓜等蔬菜，以及谷物、豆类、茶叶、葡萄酒、咖啡豆、可可豆中含量较多，具有抗氧化、抗肿瘤、保护心血管等作用。

萜类化合物在柑橘类水果，特别是果皮精油、食物调料、香料中，以及一些植物油、黄豆中含量丰富。

含硫化合物多存在于西蓝花、包菜等十字花科蔬菜和葱、蒜中，具有抗突变、抗癌、抗氧化、延缓衰老作用。

植物多糖按其来源分为香菇多糖、银耳多糖、甘薯多糖、枸杞多糖等，在菌藻类中含量较多。

此外，蛋白酶抑制剂存在于所有植物中，特别是豆类、谷类等种子中。主要具有抑制肿瘤和抗氧化作用。

综上所述，植物化学物具有多种生理功能，主要表现在抗氧化、抗炎、调节免疫力等方面，具有保护人体健康和预防心血管疾病、癌症等疾病的作用。

问题 2. 什么是植物基食物？

植物基食品就是直接以植物原料或其加工品为主要原料，添加或不添加其他配料、食品添加剂（含营养强化剂），经加工制成的，产品形态、质构等感官特性与相应的动物来源食品具有相似特征的制品。

大豆制品是植物基的主要原料，包括我国传统仿荤食物和国外引进的新兴仿肉食物，另有其他各种豆类制作食品。

植物基食物是我国丰富饮食文化中的一种。传统仿荤膳食选用一些与某种荤菜形态相似的素料加工成素鸡、素鸭、素海参、素鲍鱼等食物，豆腐、豆腐皮、豆腐干等是主要的原料，这些原料富含优质的蛋白质、不饱和脂肪酸、B 族维生素等，可作为素食人群蛋白质、不饱和脂肪酸和维生素的良好来源。

国外的仿肉食物和我国传统仿荤膳食类似，模拟加工肉类产品，大多数由大豆蛋白和麸质（小麦蛋白）制成，有时也可由其他的豆类或蔬菜制成。它们与牛肉、鸡肉和香肠等有相似的口感、质地和外貌。这些产品的营养素含量取决于所用原料，多为高蛋白，且有些强化了包括维生素 B_{12} 在内的营养素，同时满足口感和营养需要，是素食者很好的选择。

然而，仿荤食物或仿肉食物为了达到口感要求和延长保存时间，往往会添加更多的调味香料、着色剂、防腐剂、色素和凝固剂等，可能存在着过度加工和食品安全的问题，在选购时应予以注意。

问题 3. 如何判断自己是否"吃动平衡"?

"吃动平衡,健康体重"不仅是我国居民膳食指南的准则,也是每个人心中理想的生活状态。那么,该如何判断现在的自己是否已经做到了"吃动平衡和健康体重"呢?

第一,吃动平衡。成年人能量代谢的最佳状态是达到能量摄入与能量消耗的平衡,这种平衡能使机体保持健康,并胜任必要的生活活动和社会活动。

能量代谢失衡及能量过剩或缺乏都会对身体的健康不利。体重变化是判断一段时间内能量平衡与否最简便易行的指标,也是判断吃动是否平衡的指标。

每个人可根据自身体重的变化情况,适当调整食物的摄入量和身体活动量。如果发现体重持续增加或减轻,就应引起重视。家里准备一个体重秤,经常称一下早晨空腹时的体重,注意体重变化,随时调整吃与动的平衡。

第二,健康体重。目前常用的判断健康体重的指标是体质指数(BMI),也称体重指数。它的计算方法是用体重(kg)除以身高(m)的平方。

一般人群 BMI 和人体脂肪含量之间有很好的相关性,可以间接反映人体脂肪含量。对于大多数人而言,BMI 的增加大体反映体内脂肪重量的增加,但运动员等体内肌肉比例较高的人健康体重的 BMI 范围不一定适用。

我国健康成年人(18~64 岁)的 BMI 应在 18.5~23.9 kg/m^2。从降低死亡率考虑,65 岁以上老人不必苛求体重和身材如年轻人一样,老年人的适宜体重和 BMI 应该略高(20~26.9 kg/m^2)。需要注意的是,儿童和青少年处于生长发育阶段,除了体重和身高作为重要的发育和营养状况指标外,也可以使用不同性别、年龄的 BMI 作为判断标准。

人体能量消耗由三个主要部分组成,即基础代谢、身体活动和食物热效应,身体活动是变化最大、可以自我调节的能量消耗。因此必须充分重视身体活动,才能达到吃动平衡。

问题 4. 如何做到饮食不过量?

俗话说"早吃好,午吃饱,晚吃少",可是实际生活中,怎样才算"吃好吃饱"呢?丰盛的菜肴吃到最后就剩下一点了,肚子也已经发撑,要硬着头皮"光盘"吗?本来打算减肥的,可是吃多少才算不过量呢?

食不过量,主要是指每天摄入的各种食物所提供的能量不超过也不低于人体所需要的能量。

不同食物提供的能量不同，比如蔬菜是低能量食物，油脂、畜肉和高脂肪的食物能量较高。因此，要做到食不过量，需要合理搭配食物，既要保持能量平衡，也要保持营养素的平衡。

以下几个小窍门可以帮助你做到食不过量，健康饮食：

（1）定时定量进餐。定时定量规律进餐可避免过度饥饿引起的饱食中枢反应迟钝而导致进食过量。

（2）吃饭宜细嚼慢咽。细嚼慢咽可以避免进食过快导致的无意中进食过量，也就是俗话说的"吃着吃着就吃多了"。

（3）分餐制。不论在家或在外就餐，都提倡分餐制，根据个人的身体条件和身体活动量进行标准化配餐和定量分配。

（4）每顿少吃一两口。体重的增加或减少不会因为短时间的一两口饭而有大的变化，但日积月累，从量变到质变就可以影响体重的增减。如果能坚持每顿少吃一两口，对于预防能量摄入过多而引起的超重和肥胖有重要作用。

对于容易发胖的人，应当限制进食量，不要完全吃饱，更不能吃撑，最好在感觉还欠几口的时候就放下筷子，也就是俗话说的"吃七八分饱"。

（5）减少高能量加工食物的摄入。学会看食物标签上的营养成分表，了解食物的能量值，少选择高脂肪、高糖的食品。

（6）减少在外就餐。在外就餐或聚餐一般时间长，会不自觉地增加食物的摄入量，导致进食过量。

问题 5. 每天最佳活动量是多少？

成年人的能量消耗包括基础代谢、身体活动和食物热效应。身体活动指增加能量消耗的骨骼肌活动，包括家务活动、职业活动、交通活动和休闲时的主动性运动等。有益于健康的身体活动，指强调大肌群参与的能量消耗明显增加的活动。

通常身体活动量应占总能量消耗的 15% 以上，建议每天主动运动 6000 步，或中等强度运动 30 分钟以上，可以一次完成，也可以分两到三次完成。

成年人每天能量摄入量在 1600~2400 千卡时，身体活动消耗 15%，是 240~360 千卡。一般来说，每天日常家务和职业活动等会让人行走 2000~2500 步，按标准人体重计算，消耗的能量为 60~80 千卡；主动性身体活动 6000 步（5.4~6.0 千米 / 时）需要约 42 分钟，能量消耗为 170 千卡。两者加起来每天消耗能量共 230~250 千卡。

年龄超过 60 岁的老年人完成 6000 步的时间可以更长些。体重越重，进行同等强度运动时消耗的能量越多。

等同于主动性身体活动 6000 步的成年人身体活动量还有：50 分钟的太极拳、40 分钟的快走 / 骑自行车 / 乒乓球 / 跳舞、30~35 分钟的健身操 / 高尔夫球、30 分钟的网球 / 篮球 / 羽毛球、25 分钟的慢跑 / 游泳。每个人可以根据自己的情况对这些运动进行搭配。

进行不同强度身体活动消耗的能量不同，身体活动强度越大，消耗的能量越多。

中等强度身体活动是指需要用一些力，心跳、呼吸加快，但仍可以在活动时轻松讲话的活动，如快速步行、跳舞、休闲、游泳及做家务等。

中等强度身体活动常用快走作为代表，中等强度的下限为中速（4 km/h）的步行。

高强度身体活动是指需要更多的力量，活动时心搏更快、呼吸急促，如慢跑、健身操、快速蹬车、打网球比赛和训练，以及重体力劳动，如举重、搬重物、挖掘等。

高强度身体活动，适合有运动习惯的健康成年人和青少年。

问题 6. 身体活动如何融入日常生活？

日常运动有着诸般好处，该怎样把身体活动融入日常生活和工作中呢？今天就给大家说几个小窍门。

第一，利用上下班时间。充分利用外出工作间隙、家务劳动和闲暇时间，尽可能地增加动的机会，尽可能减少出行开车、坐车、久坐等，利用上下班时间增加走路、骑自行车、爬楼梯的机会，把身体活动融入工作和生活中，如坐公交车提前一站下车，每周主动少驾车，骑自行车上下班或走路上下班。

第二，减少久坐时间。办公工作过程中能站不坐，多活动，如站着打电话。能走过去办的事不打电话，少乘电梯，多爬楼梯等。久坐者，每小时起来活动一下，做伸展运动或健身操。

在家里尽量减少看电视、手机和其他屏幕时间，多进行散步、遛狗、逛街、打球、踢毽子等活动。

关于久坐，有一点需要特别注意：

久坐或静态行为指除了睡觉以外长时间坐着或躺着，包括长时间坐着工作，使用电脑、看电视或躺着玩手机等所有形式，所以朋友们千万不要抱有"不让久坐，我就坐坐躺躺呗！"的侥幸心理，长时间躺着和坐着同样属于"久坐"的范畴，只能消耗很少的能量，且身体各个部分得不到活动。

第三，生活运动乐在其中。运动锻炼是身体活动的一类，指为达到一定目的而进行有计划、有特定活动内容，且重复进行的一类身体活动。运动锻炼的目的在于增进或维持身体素质的一个或多个方面。

我们可以按自身具体情况、可利用的活动场地和设施等条件进行户外运动，沐浴阳光和新鲜空气。

总之，运动要多样化，把生活、娱乐、工作与运动锻炼相结合，久而久之一定会见到健康效果的！

问题 7. 高龄老年人应该"静静休息，少活动"吗？

错。高龄老年人也要坚持身体和益智活动。

高龄老年人身体活动应遵循以下原则：

（1）少坐多动，动则有益；坐立优于卧床，行走优于静坐。

（2）建议每周活动时间不少于 150 分钟，形式因人而异。

（3）活动量和时间缓慢增加，做好热身和活动后的恢复。活动过程中要注意安全。

（4）强调平衡训练、有氧运动和抗阻活动有机结合。高龄老年人可先进行平衡训练和抗阻活动。

（5）卧床老年人以抗阻活动为主，防止和减少肌肉萎缩。

（6）坚持脑力活动，如阅读、下棋、弹琴、玩游戏等，延缓认知功能衰退。

高龄老年人一周活动举例如下。

有氧运动，如步行、快走、骑自行车，每次 15~20 分钟，每天 1 次；抗阻运动，如坐位直抬腿、徒手伸展上肢、拉弹力带、推举重物、哑铃等，每次 10~15 分钟，每周 2 次；平衡训练，如站立或扶物站立、睁眼或闭眼单腿站立、靠墙深蹲、打太极，每次 5~10 分钟，每周 2 次。平衡训练也可作为运动前的热身。

附录1
中国居民平衡膳食宝塔（2022）

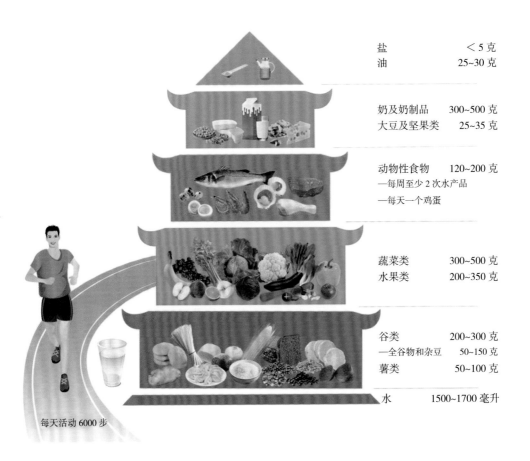

盐	＜5克
油	25~30克
奶及奶制品	300~500克
大豆及坚果类	25~35克
动物性食物	120~200克
—每周至少2次水产品	
—每天一个鸡蛋	
蔬菜类	300~500克
水果类	200~350克
谷类	200~300克
—全谷物和杂豆	50~150克
薯类	50~100克
水	1500~1700毫升

每天活动6000步

附录2
中国居民膳食指南（2022）平衡膳食准则八条

准则一　食物多样，合理搭配；

准则二　吃动平衡，健康体重；

准则三　多吃蔬果、奶类、全谷、大豆；

准则四　适量吃鱼、禽、蛋、瘦肉；

准则五　少盐少油，控糖限酒；

准则六　规律进餐，足量饮水；

准则七　会烹会选，会看标签；

准则八　公筷分餐，杜绝浪费。